MON LIVRE POUR LES MALADES CHRONIQUES

TÉMOIGNAGES-CONSEILS

Dr Brahima Michel SOMBIÉ

MON LIVRE POUR LES MALADES CHRONIQUES

TÉMOIGNAGES-CONSEILS

L'Harmattan
Sénégal

Du même auteur

L'expérience d'un médecin de santé publique au Burkina Faso, Dr Brahima Michel SOMBIÉ, Éditions L'Harmattan, 2017, 236 pages.

10 VDN, Sicap Amitié 3, Lotissement Cité Police, DAKAR

senharmattan@gmail.com
senlibrairie@gmail.com

ISBN : 978-2-14-020787-7
EAN : 9782140207877

DÉDICACE

A ma mère Kardia, et à mon père Fambi ce grand homme, trop tôt arrachés à mon affection. Merci pour votre éducation et vos sacrifices.

A mon épouse Kayoussi Minata Édith et à mes filles Sidawa Sylvie et Sivanaba Sabine ; j'ai toujours bénéficié de votre affection et de votre soutien constants.

A mes médecins, pour leur empathie et leur soutien.

A tous les malades chroniques : « Tant qu'il y a de la vie, il y a de l'espoir ».

PRÉAMBULE

J'ai formé le projet d'écrire un ouvrage sur mes maladies pendant que j'étais en évacuation sanitaire en France, en 1989 ; mon but était de partager mon vécu de cette dure épreuve. J'ai commencé à réaliser mon projet de partage d'expérience après mon admission à la retraite, en l'élargissant à d'autres domaines. Ainsi, j'ai consacré mon premier ouvrage à ma vie professionnelle dont les souvenirs étaient encore vivaces (Cf. *L'expérience d'un médecin de santé publique au Burkina Faso*, Éditions L'Harmattan Sénégal, 236 pages, octobre 2017).

Le présent ouvrage est le récit de ma vie de malade chronique. Il pourrait avoir un écho dans la vie de nombreuses personnes, car presque tous les individus sont des malades à des degrés divers et qui, parfois, s'ignorent. En effet, il serait exceptionnel qu'un individu prétende jouir d'un état de santé répondant à la définition de l'Organisation mondiale de la Santé (OMS): « La Santé est un état de complet bien-être physique, mental et social et ne consiste pas seulement en l'absence de maladie ou d'infirmité ». Il est certain que notre état de santé ne peut se rapprocher de cette définition quand nous sommes affligés par les maladies des personnes qui nous sont proches ou tout simplement par leurs difficultés. Cela se vérifie aisément dans le cas du syndrome d'immunodéficience acquise (sida) puisqu'on parle des personnes « infectées » (par le virus) et « affectées » pour prendre en compte la souffrance des proches de ces malades. Dans cet ouvrage, nous utiliserons le mot « patient » qui désigne une personne malade, souffrante (du mot latin « patiens » : celui ou celle qui souffre).

Cet ouvrage est le témoignage de mon expérience personnelle du vécu quotidien de plusieurs maladies chroniques (maladies oculaires, digestives, nerveuses, cancers…). Je serais un patient idéal pour des présentations de malades, une méthode pédagogique utilisée dans les hôpitaux universitaires pour la formation pratique des étudiants en médecine. L'ouvrage s'adresse au grand public, il n'est pas un manuel de pathologies pour des professionnels de santé, mais il peut leur être utile de par la richesse des expériences morbides qui y sont exposées. Mon sombre témoignage contient aussi des anecdotes qui révèlent quelques réalités crues des services de santé.

La première partie à pour objectif d'informer le lecteur sur les symptômes (signes) d'appel de mes maladies chroniques et sur les moyens de leur prévention afin qu'il ait le reflexe de consulter un professionnel de santé dans les meilleurs délais, ou mieux, de prévenir ces maladies. Mais ces informations ne doivent pas provoquer de l'angoisse, car dès que certaines personnes ont une vague idée des signes d'une maladie, elles s'imaginent qu'elles en sont atteintes dès la manifestation de signes apparentés ; on note cette hantise chez certains étudiants en médecine lorsqu'ils abordent la sémiologie (étude des signes des maladies).

La deuxième partie évoque d'abord mes antécédents pathologiques de la petite enfance ainsi que certaines maladies banales survenues à l'âge adulte. Ensuite, elle expose mes maladies chroniques, du diagnostic à leur prise en charge thérapeutique et à leur suivi. Cette deuxième partie décrit également mon pénible vécu quotidien de chacune de ces maladies chroniques. Toutefois, elle n'omet pas de mentionner les chances que j'ai eues dans ma trajectoire de santé. En outre, les personnes atteintes d'une ou de plusieurs des maladies chroniques qui m'affectent ne doivent pas croire qu'elles subiront inéluctablement mon sort. Mieux, même pour des maladies plus graves, elles ne doivent pas se sentir condamnées, car l'évolution d'une maladie varie d'un individu à l'autre ; elle dépend du stade auquel elle est diagnostiquée, de la qualité de la prise en charge thérapeutique et du suivi. Il faut aussi compter avec les progrès continus de la science. Tous les malades chroniques devraient pouvoir se réaliser, pour peu qu'ils aient de la volonté et de la persévérance pour ne pas sombrer dans le désespoir, surtout qu'ils trouvent souvent sur leur chemin, de bons samaritains qui les aident à surmonter leurs épreuves.

La troisième partie de l'ouvrage expose quelques enseignements qui peuvent être tirés, d'une manière générale, du vécu quotidien des maladies chroniques. Celle-ci décrit, entre autres, l'étape cruciale de l'annonce du diagnostic d'une maladie grave et les réactions des patients face à cette rude réalité, la responsabilité du patient chronique dans le déroulement de sa prise en charge thérapeutique, l'importance de l'éducation thérapeutique du patient, le retentissement socio-économique de ces maladies sur le patient, sa famille et son entourage. Cette dernière partie analyse également l'impact négatif des maladies chroniques sur les systèmes de santé et les organismes de couverture médicale. Enfin, elle met l'accent sur les avantages de la promotion de la santé qui permet à chacun de gérer son « capital santé » et ceux de la prévention destinée à éviter la survenue des maladies, des traumatismes et des handicaps ou à défaut, à réduire leur fréquence ou leurs complications. Cet ouvrage a pour vocation de participer à l'éducation du lecteur pour lui permettre de vivre en bonne santé et d'amener le patient chronique à accepter de « vivre avec sa maladie ».

[illegible] les [illegible] ne doivent pas [illegible] considérées par [illegible] volontaire une maladie [illegible] [illegible], elle dépend [illegible] (elle est [illegible] de la qualité de la prise en charge [illegible] du sujet). Il faut aussi compter avec les [illegible] de la [illegible] toutes les maladies [illegible] pouvoir se réaliser peu [illegible] de la volonté [illegible] sont [illegible] ou ils [illegible] [illegible].

La troisième partie de l'ouvrage expose quelques conséquences qui peuvent être tirées d'une manière générale [illegible] des maladies chroniques. Elles [illegible] de l'annonce du diagnostic d'une maladie grave et les réactions [illegible] la responsabilité du patient chronique dans le déroulement de sa maladie [illegible] l'importance de l'éducation [illegible] patient [illegible] économique de ces maladies [illegible] le patient, sa famille [illegible] l'impact qu'ont ces maladies chroniques sur les systèmes de santé et les organismes de couverture médicale. Enfin elle met l'accent sur les avantages de la promotion de la santé qui permet à chacun de [illegible] capital santé [illegible] maladies [illegible] Cet ouvrage [illegible] permettre de vivre en bonne santé [illegible] avec sa maladie.

PREMIÈRE PARTIE

LES INFORMATIONS GÉNÉRALES SUR LES MALADIES

La première partie de l'ouvrage décrit, de façon succincte, les symptômes (signes) de mes maladies chroniques ou présentant un tel caractère : le glaucome chronique, les cataractes, la constipation chronique et ses complications, l'occlusion intestinale, les hernies inguinales, les cancers, les douleurs neuropathiques, etc. Cette partie n'aborde pas les traitements spécifiques qui relèvent du médecin traitant, mais elle indique les moyens de prévention existants pour les maladies concernées. Une partie des informations sur ces maladies sont tirées de sites Internet sur la santé et de guides destinés aux patients rédigés par certains établissements de santé (Cf. articles consultés).

CHAPITRE I

LES MALADIES OCULAIRES ET DIGESTIVES

LES MALADIES OCULAIRES

Le glaucome

Le glaucome est une maladie de l'œil due à une pression intraoculaire trop élevée. L'œil contient un liquide aqueux transparent, l'humeur aqueuse produite par un tissu de l'œil appelé le corps ciliaire. Ce liquide est constamment évacué de l'œil et remplacé par du nouveau liquide produit. L'élévation anormale de la pression intraoculaire survient, le plus souvent, quand l'écoulement de ce liquide hors de l'œil est insuffisant à cause de divers mécanismes comme l'obstruction du filtre (le trabeculum). Une pression intraoculaire trop élevée entraîne, de façon progressive et le plus souvent indolore, une altération irréversible de la vision et du champ visuel (espace de vision), par la compression des fibres de la rétine et du nerf optique (qui envoie les informations visuelles au cerveau). Cette évolution silencieuse du glaucome (maladie silencieuse) entraîne un retard du diagnostic en dehors d'un examen systématique.

Sur le plan épidémiologique, le glaucome est très fréquent et atteint les personnes de plus de 40 ans dont la plupart ignore son état. En cas d'antécédents familiaux, il faut faire un dépistage précoce du glaucome, car sa transmission génétique est prouvée. Il y a plusieurs formes de glaucomes dont :

- le glaucome chronique à angle ouvert, le plus fréquent ;
- le glaucome aigu ou glaucome par fermeture de l'angle (angle irido-cornéen défini par l'iris et la cornée) ; il est relativement rare. Il a un début brutal avec des signes ophtalmologiques aigus (œil brusquement rouge, dur et très douloureux avec une baisse de la vision) et digestifs (vomissements). Il constitue une urgence ophtalmologique à lever pour éviter la perte de l'œil ;
- le glaucome à pression normale, rare, avec une altération du nerf optique et du champ visuel due à une circulation sanguine inadéquate qui entraîne la nécrose (mort) des cellules du nerf optique et de la rétine ;
- le glaucome congénital (présent à la naissance) très rare, parfois chez un nouveau-né aux globes oculaires volumineux (buphtalmie) qualifiés à tort de « beaux yeux » ;
- le glaucome juvénile qui apparaît à partir de 10 ans et avant 40 ans;
- les glaucomes secondaires à un traumatisme oculaire, une maladie inflammatoire de l'œil, un traitement aux corticoïdes, etc.

La prévention du glaucome est du niveau secondaire par un diagnostic précoce. Un patient du glaucome doit inciter sa descendance à se faire dépister.[1,2]

La cataracte

La cataracte est l'opacification partielle ou totale du cristallin, lentille convergente située à l'intérieur de l'œil et parfaitement transparente ; elle laisse passer la lumière. Son opacification entraîne une baisse progressive de la vue se traduisant par une sensation de brouillard devant les yeux (vision floue). Des signes moins fréquents peuvent être observés : éblouissement à la lumière vive, diplopie monoculaire (dédoublement de l'image d'un point objet), trouble de la vision des couleurs...). La cataracte est la première cause de cécité dans les pays en voie de développement, elle y constitue un problème de santé publique majeur. Elle est connue depuis l'antiquité. On distingue :

- la cataracte sénile : l'immense majorité des cataractes apparaît spontanément avec l'âge, après 70 ans, de façon très progressive, sans cause déclenchante particulière. Certains facteurs peuvent cependant jouer un rôle aggravant et précipiter l'apparition de la maladie : l'exposition prolongée aux rayonnements ultraviolets du soleil, l'hérédité, le tabagisme, l'alcoolisme, le diabète, le traitement prolongé aux corticoïdes, etc.
- la cataracte traumatique : son évolution est le plus souvent rapide.

Le seul traitement efficace de la cataracte est la chirurgie. La prévention consiste à éviter au moins les facteurs de risque exogènes cités ci-dessus. [3,4]

LES MALADIES DIGESTIVES ET APPARENTÉES

La constipation chronique

La fréquence d'évacuation de la matière fécale peut varier sensiblement selon les personnes non constipées, en général entre trois fois par jour et trois fois par semaine. On retient généralement qu'il y a une constipation lorsqu'une personne évacue moins de trois selles par semaine. La constipation chronique se traduit par une difficulté à évacuer les selles. Les selles sont alors généralement compactes, sèches, dures et de petit volume. On retient que la constipation est chronique lorsqu'elle dure au moins trois mois. On parle de constipation terminale ou constipation d'évacuation quand le patient a des difficultés à déféquer ; il doit réaliser des efforts de poussée importants ou répétés avec la sensation que son rectum est rempli de matière fécale. Dans la constipation de transit ou de progression, les selles progressent lentement et restent trop longtemps dans le colon, mais il n'y a pas de difficulté particulière pour les évacuer. Une personne peut avoir les deux types de constipation. La constipation peut également s'accompagner de divers troubles intestinaux tels que douleurs abdominales, flatulences (accumulation excessive de gaz dans l'estomac et/ou l'intestin, produit par la fermentation des matières décomposées, avec ballonnement et parfois évacuation de ces gaz par la bouche ou l'anus), etc.

Les complications

Une constipation prolongée peut entraîner des complications : hémorroïdes, fissures anales, fécalome, occlusion intestinale (relativement rare), incontinence fécale, rétention urinaire.

Le fécalome

Le fécalome est une accumulation et une compaction de selles sèches et très dures dans le rectum où elles forment un bouchon qui est très difficile à évacuer.

Les hémorroïdes

Les hémorroïdes sont des veines dilatées qui se forment dans l'anus ou le rectum. Il est normal que les veines de la région anale se gonflent légèrement au moment de la défécation. Mais contrairement aux veines normales, les hémorroïdes (langage courant pour désigner la maladie hémorroïdaire) restent dilatées en permanence. On distingue des hémorroïdes externes qui apparaissent sous la peau à l'orifice de l'anus et des hémorroïdes internes qui se forment dans l'anus ou la partie inférieure du rectum ; ces dernières forment une petite protubérance évolutive. A différents stades, les hémorroïdes internes peuvent s'extérioriser de façon passagère ou permanente.

Les symptômes sont, entre autres : sensation de brûlure, de démangeaison (rechercher dans ce cas une infection associée), d'inconfort dans la région anale, douleur aggravée par la position assise ou la marche, douleur anale au moment de la défécation, saignement. L'hémorragie hémorroïdaire arrose les selles, mais il faut rechercher un cancer du rectum en cas de saignement. En général, une crise d'hémorroïdes dure quelques jours ; il arrive cependant que des hémorroïdes provoquent des douleurs persistantes (exacerbées par la toux) ou un inconfort presque permanent.

La fissure anale

La fissure anale est une ulcération chronique et récidivante de l'anus. La douleur de la fissure est vive à type de brûlure qui suit, après un intervalle libre de dix à quinze minutes, une selle douloureuse ou non (différence avec la douleur hémorroïdaire) ; elle dure une ou deux heures. C'est parfois une rectorragie (émission de sang rouge par l'anus) rythmée par les selles qui inquiète le patient. Le déclenchement obligatoire de la douleur par une selle, la sensation fréquente d'anus serré sont très évocateurs de la fissure anale.

La prévention de la constipation chronique

Il est possible de prévenir certains facteurs de risque afin d'éliminer ou de réduire les risques de constipation chronique. Les principaux conseils à suivre au quotidien sont :

- boire beaucoup d'eau (1 à 2 litres par jour) afin de ramollir les selles. Il est par contre déconseillé de prendre de l'alcool et les boissons à base de caféine, car elles déshydratent et peuvent également irriter le colon;
- avoir une alimentation riche en fibres (fruits et légumes frais, crudités …) qui favorise le transit ;
- faire de l'exercice physique (notamment les activités qui stimulent les muscles abdominaux) ;
- prendre le temps de manger et manger à heures fixes ;
- il est essentiel de répondre à l'envie d'aller à la selle (comme à celle d'uriner). Le conseil de répondre à l'envie de déféquer (et d'uriner) concerne particulièrement les femmes qui se retiennent dans certaines situations.
- Des mesures hygiéno-diététiques permettent de lutter contre les hémorroïdes : notamment régulariser le transit intestinal, éviter la diarrhée de façon régulière, l'obésité, la sédentarité, etc.[5,6]

L'occlusion intestinale aiguë de l'adulte

Une occlusion intestinale est une interruption partielle ou totale de l'activité de l'intestin, empêchant le transit normal des selles et des gaz. Ce blocage peut se produire dans l'intestin grêle ou dans le colon (gros intestin). Une occlusion intestinale peut être causée par un obstacle mécanique dans l'intestin grêle ou le colon, un obstacle non matérialisé et d'autres mécanismes. Une cause classique d'occlusion intestinale est la hernie inguinale étranglée (une partie de l'intestin sort de l'abdomen par le trou herniaire et ne peut le réintégrer).

Les principaux symptômes d'une occlusion intestinale aiguë sont en général: des douleurs abdominales brutales, un gonflement de l'abdomen appelé météorisme, un arrêt des gaz et des matières fécales, des vomissements. Mais les symptômes varient selon le mécanisme de l'occlusion intestinale. Le médecin déterminera le type d'occlusion, ce qui guide l'indication thérapeutique, l'intervention chirurgicale dans la majorité des cas. L'occlusion intestinale aiguë est une urgence compte tenu de ses complications.[7]

La fistule anale

La fistule anale (ou ano-rectale) est l'apparition d'un conduit très fin allant de la muqueuse du rectum (partie située à l'extrémité du gros intestin) jusqu'au bord de l'anus. Le rectum et la marge anale communiquent alors par un nouveau canal (la fistule). Elle complique la présence d'un abcès anal mal traité ou traité trop tard. La fistule se traduit par une douleur de l'anus survenant progressivement, permanente, lancinante, non aggravée par le passage des selles. Il peut y avoir un écoulement purulent que l'on voit sortir du conduit lors de la pression.

La hernie inguinale de l'adulte

Une hernie inguinale apparait lorsqu'un tissu mou (le plus souvent, une partie de l'intestin) fait une saillie à travers un point faible ou une déchirure de la paroi abdominale inférieure. Le patient peut présenter un renflement de chaque côté (aine) de son os pubien ; il peut avoir une sensation de brûlure, de gargouillement ou de douleurs au niveau de ce renflement, une douleur ou un malaise dans l'aine, surtout en position penchée, en toussant ou en soulevant un poids. Parfois, chez l'homme uniquement, il y a une douleur et une enflure du scrotum autour des testicules lorsque la saillie de l'intestin descend dans le scrotum.

Si la partie de l'intestin (hernie) ne peut être poussée à l'intérieur de l'abdomen, c'est qu'elle est coincée dans la paroi abdominale (hernie étranglée). Il s'agit d'une urgence qui exige une intervention chirurgicale immédiate parce qu'il peut survenir une occlusion intestinale aigüe si elle n'est pas levée à temps.

Les facteurs de risque

Même si certaines hernies inguinales n'ont pas de cause apparente, il existe plusieurs facteurs favorisants : l'augmentation de la pression dans l'abdomen, la faiblesse à un endroit de la paroi abdominale ou la combinaison des deux facteurs, l'effort répété d'évacuation des selles en cas de constipation, le fait de soulever des charges lourdes, la grossesse, l'excès de poids (une pression supplémentaire est exercée sur l'abdomen), le tabagisme (fumer entraine, à terme, l'apparition de la toux qui est un facteur favorisant l'apparition des hernies inguinales), etc. On peut donc prévenir quelques facteurs de risque de développer une hernie inguinale.[8]

CHAPITRE II

LES DOULEURS NEUROPATHIQUES, LES CANCERS ET AUTRES MALADIES

LES DOULEURS NEUROPATHIQUES

Les douleurs neuropathiques sont des douleurs d'origine nerveuse. Le système nerveux est composé de deux parties : centrale et périphérique. Le système nerveux central ou névraxe comprend l'encéphale (cerveau, cervelet, tronc cérébral) et la moelle épinière. Le système nerveux périphérique est constitué de tout ce qui est hors du névraxe. Il comprend des fibres nerveuses périphériques motrices qui vont aux muscles, des fibres sensitives qui remontent les informations sensitives vers les centres nerveux, des fibres du système nerveux autonome (ou système neurovégétatif) qui gère les fonctions automatiques du corps et que nous ne contrôlons pas (respiration, digestion, battements de cœur…). Selon le nerf atteint, les conséquences seront respectivement, des troubles moteurs (parésie ou paralysie), des troubles sensitifs subjectifs (douleurs, paresthésies) et objectifs (diminution de la sensibilité ou insensibilité) ou des troubles neurovégétatifs comme l'impossibilité à vider totalement la vessie.

Les neuropathies périphériques comprennent toutes les maladies dans lesquelles des nerfs périphériques sont lésés par une irritation, une compression, un dysfonctionnement (fonctionnement anormal), des lésions secondaires au diabète, au sida, au zona ou aux cancers et des lésions traumatiques post-chirurgicales (après des opérations pour hernies discales le plus souvent), etc. L'alcoolisme est aussi un facteur favorisant.

Les douleurs neuropathiques périphériques sensitives, les plus fréquentes, sont persistantes. Les manifestations douloureuses peuvent se traduire par des sensations de chaleur, de brûlure, d'élancement, de coup de poignard, de douleur fulgurante, de picotements, de pincements et de coups d'aiguille, de décharges électriques, de fourmillements, de démangeaisons, de l'engourdissement des mains et des pieds, etc. Ces douleurs sont lancinantes, éprouvantes et rebelles aux traitements classiques. Il y a souvent une combinaison des neuropathies sensitive et motrice ; la composante motrice peut provoquer des contractions musculaires et des crampes. Les douleurs neuropathiques périphériques sont différentes d'un individu à l'autre ; elles fatiguent le patient et l'empêchent de se reposer. Elles entraînent des insomnies et perturbent le quotidien, ce qui augmente la sensibilité à la douleur. Les personnes souffrant de douleurs neuropathiques deviennent irritables, parfois agressives, et l'entourage en subit les conséquences (répercussions familiales et également professionnelles). Cette maladie est un véritable casse-tête et qui affecte durablement la qualité de vie. [9,10]

LES CANCERS

Le cancer du colon

Le cancer du côlon (du gros intestin) est le second cancer chez la femme (après le cancer du sein) et le troisième chez l'homme (après le cancer de la prostate et celui du poumon). Notre professeur de cancérologie décrivait la cellule cancéreuse comme une cellule qui est égoïste (elle prend tout pour elle seule), envahissante ; elle bouscule et comprime les autres cellules. En effet, les cellules cancéreuses sont plus volumineuses que les cellules normales, elles se multiplient indéfiniment (elles sont immortelles contrairement aux cellules normales du corps) ; elles sont indépendantes les unes des autres, d'où leur capacité à coloniser d'autres organes du corps (pouvoir métastatique).

Pendant longtemps, le cancer du colon ne se manifeste par aucun symptôme (signe) d'alerte. Les symptômes typiques qui doivent amener à consulter sont :

- constipation soudaine ou qui s'aggrave ;
- diarrhée qui se prolonge ;
- traces de sang dans les selles, rouge ou de couleur très foncée ;
- douleurs abdominales sous forme de crampes, ballonnement abdominal, émission de gaz,…) ;
- fausse envie d'aller à la selle (besoin pressant, continuel, sensation d'évacuation incomplète de l'intestin) ;
- efforts d'expulsion des selles douloureux et inefficaces ;
- tension du rectum ;
- vomissements, émission de glaires par l'anus.

A mesure que la tumeur grossit :

- occlusion intestinale du fait que le colon soit bouché par la tumeur ;
- anémie qui entraîne une fatigue persistante (due aux hémorragies intestinales) ; tardivement, les métastases hépatiques (extension au foie) peuvent générer un foie anormalement gros.

Les facteurs de risque

Il est utile d'insister sur les facteurs de risques. Le cancer du colon est rare avant cinquante ans et devient assez fréquent vers 65 ans. L'hérédité et/ou des mutations jouent un rôle ; ainsi, le risque d'avoir un cancer colique est plus élevé si un proche a ou a eu un cancer colique. Lorsqu'on a eu un cancer du colon, il faut donc prévenir et exhorter sa descendance et ses collatéraux à se surveiller.

De très nombreuses études mettent en évidence les rôles néfastes des facteurs suivants : la sédentarité, l'excès de calories ingérées, un régime riche en viande rouge et/ou en graisses animales, et en charcuteries. Les fumeurs sont plus touchés par le cancer colique. D'une manière générale, il existe un lien entre tabagisme et un mauvais pronostic de la plupart des cancers (mortalité, développement de métastases, récidive…). La consommation d'alcool est un facteur de risque également. Inversement, l'activité physique, un régime alimentaire riche en fruits et légumes et/ou en fibres font baisser le risque de cancer.[11,12]

Le cancer de la prostate

Le cancer de la prostate est le cancer le plus fréquent de l'homme. Il représente la deuxième cause de mortalité par cancer chez l'homme. Il survient chez l'homme de plus de 50 ans et sa fréquence augmente avec l'âge. Très souvent, le cancer de la prostate évolue sans le moindre symptôme, contrairement à l'hypertrophie bénigne (adénome) de cet organe. A un stade localement évolué, l'augmentation du volume de la prostate s'accompagne de gênes urinaires: besoins fréquents d'uriner, surtout la nuit ou besoins pressants ou soudain d'uriner (mictions urgentes) ; dysurie (difficulté à commencer à uriner et effort pendant la miction) ; jet d'urine faible ou lent et qui s'interrompt avec des gouttes d'urines retardataires; incapacité de vider complètement la vessie. La maladie peut également engendrer des troubles sexuels (dysfonctions de l'érection, éjaculations douloureuses). A un stade très avancé, le cancer peut être responsable de douleurs au niveau de l'anus et du rectum (par compression) ou de coliques néphrétiques (par compression ou envahissement d'un uretère). Au stade des métastases à distance, il peut engendrer des douleurs au niveau des os (dos, bassin, jambes), une fatigue et une perte de poids.

Le dosage sanguin du « prostate specific antigen » (PSA), protéine produite uniquement par la prostate, est le seul examen complémentaire fondamental. Son taux est fréquemment élevé mais peut être normal. Le diagnostic de cancer est confirmé par la biopsie prostatique suivie de l'examen anatomopathologique. Le dépistage du cancer de la prostate repose sur le dosage annuel de PSA chez les hommes de plus de 50 ans ou plus jeunes dans les populations à risque. Chaque homme doit se soumettre à une surveillance par le biais de ce dosage à partir de 50 ans.[13]

LES AUTRES MALADIES

La sinusite chronique

La sinusite chronique est une inflammation des sinus (fentes) de la face qui contiennent de l'air; elle est dite chronique quand elle dure plus de trois mois. L'inflammation provoque leur obstruction ; toutes les sécrétions d'habitude évacuées stagnent et peuvent s'infecter. La sinusite chronique est précédée par un mouchage et une surinfection des sécrétions, accompagnée de douleurs faciales, maxillaires, frontales à intensité variable, avec une obstruction nasale.

Les arthroses

Une arthrose est une maladie rhumatismale dégénérative chronique correspondant à la destruction plus ou moins rapide du cartilage d'une ou plusieurs articulations (le cartilage enrobe l'extrémité des os). Cette destruction peut s'accompagner d'ostéophytes (excroissances osseuses anormales généralement au niveau des articulations).

Les signes de la maladie arthrosique varient selon l'articulation concernée. La douleur est dite de type "mécanique", car elle est déclenchée et aggravée par le mouvement ; elle cesse ou s'atténue plus ou moins complètement lorsque l'articulation est au repos. Elle réapparaît chaque fois que l'articulation concernée est soumise à un effort.

Les facteurs de risques

Les principaux facteurs de risques suspectés sont :

- Facteurs généraux : âge (les premiers symptômes apparaissent généralement à partir de 40-50 ans, mais la maladie commence souvent bien plus tôt dans la vie), poids (l'obésité ou le simple surpoids est sans aucun doute un facteur favorisant l'apparition de l'arthrose au niveau des hanches et surtout des genoux), ménopause, autres rhumatismes...
- Facteurs génétiques : la notion d'arthrose familiale est bien démontrée pour les arthroses du genou, de la hanche et de la main. Il existe des familles d'arthrosiques et la maladie atteint plus fréquemment les femmes que les hommes.

- Facteurs locaux : traumatismes importants ou faibles à répétition (travaux pénibles, sports violents, lésion du ménisque…) ;

- Anomalie de position de l'articulation (scoliose, malformation de la hanche, …). Le dépistage des anomalies articulaires congénitales, suivi d'une correction dans l'enfance (scoliose, luxation congénitale de la hanche), est d'une importance capitale pour éviter l'apparition d'une arthrose douloureuse à l'âge adulte.

-Autres maladies osseuses ou articulaires localisées (séquelles d'arthrite, séquelles de fractures …). [14]

CONCLUSION À LA PREMIÈRE PARTIE

La première partie de cet ouvrage a résumé les principaux signes et les facteurs de risque (donc les moyens de prévention quand ils existent) des maladies chroniques qui me concernent. Pour la suite de l'exposé, il est indispensable de définir la maladie chronique. Selon l'OMS : «Une maladie chronique est un problème de santé qui nécessite une prise en charge sur une période de plusieurs années ou plusieurs décennies ». On parle de maladie chronique à partir de trois mois d'évolution de la maladie. On distingue des maladies chroniques non transmissibles (asthme, diabète, dépression, épilepsie, insuffisance rénale chronique, maladies cardiovasculaires…) et transmissibles (drépanocytose, hépatites virales, sida…). Une maladie chronique évolue lentement ; elle peut engendrer des complications ou des incapacités et avoir un impact négatif sur la vie quotidienne des patients. Elle se soigne mais ne guérit pas. Elle nécessite des soins de longue durée, le plus souvent des traitements à vie qui peuvent freiner son évolution. Ces soins à vie sont différents des soins palliatifs apportés à un patient en fin de vie et dont l'objectif est de soulager la souffrance et de maintenir autant que possible la qualité de vie du patient durant le temps qu'il lui reste à vivre. La deuxième partie de l'ouvrage traite de mon vécu quotidien des maladies chroniques dont j'ai souffert.

DEUXIÈME PARTIE

MON VÉCU DES MALADIES CHRONIQUES

La deuxième partie de l'ouvrage décrit le long cheminement que m'ont imposé mes différentes maladies chroniques pour leur diagnostic, leur prise en charge thérapeutique et leur suivi ; elle évoque également leur évolution. Cet itinéraire expose mon vécu quotidien de chacune de ces maladies chroniques ainsi que la manière dont elles m'ont affecté et m'affectent encore aux plans physique, psychologique, familial et socio-économique. Pour être complet, je commence par un bref rappel de certains de mes problèmes de santé survenus pendant mon enfance, mon adolescence et à l'âge adulte, mais que je qualifie de problèmes de santé mineurs et même de broutilles par rapport aux autres maladies.

CHAPITRE III

LES PROBLÈMES DE SANTÉ MINEURS

LES MALADIES DE L'ENFANCE ET DE L'ADOLESCENCE

J'ai contracté la plupart des maladies de l'enfance : paludisme, diarrhées banales et dysentériques, conjonctivites, toux, rhinites, otalgies aiguës avec des nuits blanches, varicelle, multiples plaies traînantes, abcès, etc. Certains de ces problèmes de santé sont brièvement commentés ci-dessous.

Durant ma petite enfance, je me souviens parfaitement que mon père avait temporairement quitté notre concession et nous avait amenés, ma mère, mes deux grands frères et moi, dans la concession d'un guérisseur où nous avions séjourné pendant plusieurs semaines. Cette décision faisait suite au fait que j'aurais perdu conscience. A cette époque, presque toutes les maladies étaient reliées à la sorcellerie et mon père avait cru que j'en avais été victime. Il nous avait donc mis à l'abri des « missiles » des sorciers dans la maison du guérisseur qui était aussi un anti-sorcier. J'ai eu aussi plusieurs accès de paludisme. Dans les temps reculés, le paludisme, diagnostiqué sur la base des céphalées (maux de tête), de la fièvre (corps chaud) et des frissons (le malade avait froid et grelottait), était traité avec des plantes médicinales. Après avoir fait bouillir les feuilles dans un canari, on recueillait l'eau très chaude dans un récipient. On faisait asseoir le patient près du récipient et on l'entourait d'une natte en feuilles de rônier fermée au-dessus par un pagne. Après une transpiration abondante dans cette enceinte surchauffée, le malade était aussitôt soulagé ; il buvait un peu de cette eau refroidie avant de s'en laver. Concernant le paludisme, c'est pendant des vacances (j'étais au lycée) que j'ai eu la première manifestation allergique à la nivaquine (chloroquine) en comprimés, sous forme d'un prurit généralisé et féroce qui me poussait à me gratter jusqu'au sang.

J'ai souffert de nombreuses plaies dans ma petite enfance. J'ai eu successivement une plaie et un abcès quand je vivais chez mes grands parents maternels, à l'âge de 3-4 ans. J'ai été soigné dans les deux cas par mon grand-père maternel Pétra qui était un guérisseur très réputé ; il avait utilisé une poudre noire cicatrisante. Ma plaie située à la face interne de la cheville droite avait mis des mois à guérir par ma faute. En effet, malgré ses conseils puis ses réprimandes, je ne pouvais m'empêcher d'aller barboter tous les jours dans un petit marigot situé à proximité de la concession et l'eau enlevait le médicament.

L'abcès était situé sur le dos de la main gauche, dans l'espace entre les os métacarpiens prolongés par le pouce et l'index ; il m'empêchait de dormir la nuit. Une voyante consultée par mes grands-parents affirma qu'un fétiche était à l'origine de l'abcès et que je devais porter une amulette (bracelet en cuir) symbolisant le fétiche. On me la fit confectionner et deux à trois jours après que je l'eus portée, l'abcès s'est percé. Aux yeux de tous, et j'y avais cru, c'était la preuve irréfutable que ce fétiche était bien à l'origine de l'abcès. Mais n'est-ce pas l'évolution normale de tout abcès qu'on ne crève pas ? Il n'y avait donc rien d'extraordinaire, cela n'avait été qu'une simple coïncidence.

J'ai aussi souffert d'une plaie torpide au bras, une complication fréquente des scarifications faites pour inoculer le vaccin contre la variole, au temps des campagnes de vaccination menées par les équipes mobiles des grandes endémies. Mon père ne m'avait pas plaint, car il m'avait interdit d'aller me faire vacciner ; à cette époque, il n'y avait pas de sensibilisation sur les bénéfices des vaccinations dans les villages.

J'ai encore eu une plaie accidentelle dont je porte encore la cicatrice. Elle avait été causée par une blessure sur mon annulaire droit lorsque j'avais accompagné mes grands frères qui, avec d'autres jeunes gens du village, allaient « boire des rones » dans les champs (fruits du rônier). Au moment précis où je me saisissais d'une rone détachée du régime tombé à terre afin de me la faire couper par mon grand frère, un autre jeune homme la piqua avec son couteau très tranchant et l'accident fut inévitable ; j'ai eu la chance que le doigt ne fût pas complètement sectionné et que la dernière phalange ne roulât à terre. Malgré la gravité de la blessure, elle s'est rapidement cicatrisée avec la sempiternelle poudre noire ; mais j'en garde une séquelle, car la cicatrice est toujours visible sur le doigt blessé dont la dernière phalange est un peu recourbée.

Pendant mon enfance préscolaire en Côte d'Ivoire, j'ai souffert d'une boursoufflure des lèvres avec une desquamation qui rendait l'alimentation difficile. Mon père m'avait soigné avec du miel commercial qu'il appliquait sur mes lèvres. J'y ai aussi contracté une mycose unguéale (affection de l'ongle due à un champignon) de l'auriculaire (petit doigt) gauche ; l'ongle était épais comme une carapace de tortue. J'ai longtemps traîné cette mycose, car cette anomalie n'avait pas été considérée comme une maladie. En effet, comme j'avais eu l'occasion de manipuler des tortues, avec une imagination débordante, on avait considéré que cette anomalie était due au fait que j'aurais cogné sur la carapace d'une tortue avec ce doigt !

J'ai encore eu une plaie au gros orteil droit que je ne peux oublier. A cette époque, on traitait les plaies en les désinfectant chaque soir avec un morceau de tissu trempé dans de l'eau très chaude ; le soignant, qui supportait à peine ce tissu chaud dans sa paume, l'appliquait sur la plaie. Ensuite, on la saupoudrait avec une poudre appelée « dazena » et que vendaient les tabliers au marché. Une autre fois, mon grand frère (cadet) m'a fait tomber au cours d'une dispute et j'ai saigné du cuir chevelu ; on a conclu qu'il avait « percé ma tête » et je me souviens que ce sang avait une odeur particulièrement désagréable. Par ailleurs, dans les villages de Côte d'Ivoire où on n'avait pas l'habitude de porter des chaussures fermées, quand on en portait, les gens de tous âges avaient de petites plaies aux orteils ; elles étaient causées par la pénétration d'ectoparasites des porcs qui divaguaient dans le village. Ils étaient extraits avec une épingle, sans désinfection ni pansement. Je me souviens aussi que notre père nous avait inoculé un « vaccin » contre les morsures de serpent par scarification avec une lame de rasoir non stérile. En me remémorant toutes ces expositions et de nombreuses autres survenues plus tard, je me demande comment nous avons pu échapper au tétanos.

Au Burkina Faso, j'ai eu la varicelle en classe de sixième (année scolaire 1961-1962) au Lycée Philippe Zinda Kaboré de Ouagadougou et j'avais été isolé avec les camarades atteints à l'infirmerie de l'établissement. Pendant des vacances de mon premier cycle au lycée, j'ai eu une dysenterie dont je me souviens encore parce que le premier infirmier de mon village m'avait traité avec dix injections de pénicilline pendant dix jours ! Aux dernières injections, avec les grosses aiguilles émoussées qu'il utilisait, j'avais beaucoup de peine à marcher.

J'ai été victime de plusieurs traumatismes à l'école primaire et au lycée. Au cours moyen deuxième année (1960-1961), je suis tombé d'un rônier pendant les congés de Noël et j'ai brièvement perdu conscience. Cette chute n'a pas eu une conséquence, du moins immédiate, sur ma colonne vertébrale. Toujours à l'école primaire, j'ai reçu sur la bouche « un coup perdu », une mangue verte lancée par un élève qui, apparemment, ne me visait pas. Une de mes canines inférieures a été arrachée et est tombée devant moi ; je n'ai eu droit qu'à une excuse. A ma classe de troisième au lycée, j'ai eu un traumatisme au genou droit pendant un match de football, ce qui m'avait privé du défilé de la fête de l'indépendance, le 11 décembre. L'élève secouriste qui faisait office d'infirmier de garde, et passait la nuit à l'infirmerie du lycée, m'avait fait des massages très douloureux pendant plusieurs soirées. Ce genou a été traité avec des rayons au Centre hospitalier universitaire de Dakar dans les années 70. Je reviendrai sur mes traumatismes oculaires au chapitre suivant.

LES MALADIES DE L'ÂGE ADULTE

Au titre de ces maladies, je mentionne les nombreux épisodes de paludisme auxquels sont exposés, à tout âge, toutes les personnes vivant dans les zones d'endémie de cette parasitose qui y constitue le plus grand problème de santé publique. Les adultes finissent par développer une certaine « immunité ». Ainsi, je ne présente qu'une symptomatologie fruste (un peu de céphalées, de douleurs articulaires et musculaires et de fatigue) ; à l'âge adulte, je ne me suis jamais couché pour un accès palustre.

Pendant que j'étais en fonction à Gaoua, j'ai eu deux abcès successifs aux fesses en avril et juin 1981; ils furent incisés sous anesthésie générale de courte durée. C'était la première fois que j'étais soumis à une anesthésie générale.

A la survenue du deuxième abcès, j'avais demandé à l'aide opérateur de l'hôpital, monsieur Sib Casimir, de l'inciser sans anesthésie générale, mais il m'avait dit que je ne pourrais pas supporter la douleur. Après la deuxième anesthésie générale avec le même produit (épontol), j'ai eu de violentes coliques abdominales. Aujourd'hui encore, je souffre de douleurs abdominales et de nausées après une anesthésie, même locale. La survenue du deuxième abcès m'avait amené à contrôler ma glycémie à la recherche d'un diabète éventuel, car on dit que les bactéries aiment le sucre.

J'ai eu des affections dentaires et parodontales (le parodonte est l'ensemble structurel de fixation et de soutien des dents dans la mâchoire). Je m'étais rendu pour la première fois dans un service d'odontologie dans les années 75 pour un détartrage. En janvier 2005, j'ai consulté un dentiste à l'hôpital Yalgado Ouédraogo de Ouagadougou, car je sentais une rayure interne d'une canine inférieure avec ma langue. Ce dernier a infirmé la présence d'une carie. Mais comme il ne disposait pas de composite pour plomber la dent, il m'a référé au Centre médical protestant Schiphra où le dentiste a diagnostiqué une « carie sèche ». Il a rattrapé la dent mais elle s'est brisée quelques mois plus tard et il a fallu arracher le reste. Je me souviens avoir eu peur que le dentiste ne brisât ma mâchoire, car il avait eu beaucoup de peine à extraire le reste de la dent solidement fixée. Il a trouvé d'autres anomalies dentaires et parodontales qu'il a soignées. L'extraction de la seconde dent cariée plusieurs années plus tard (une molaire) avait été incomplète ; un fragment de dent était resté dans la gencive. L'infirmier spécialiste qui avait effectué l'extraction était persuadé du contraire alors que le fragment restant me faisait atrocement souffrir. Sur mon insistance, une radiographie panoramique a révélé le fragment dentaire ; la dent a été ainsi arrachée en deux temps.

J'ai porté un appareil dentaire pendant quelques années après l'extraction de la canine inférieure en 2005 mais je l'ai abandonné dans les années 2013. Cependant, en 2018, j'ai dû me résoudre au port de l'appareil après une consultation. En effet, l'essentiel n'est pas de retrouver un « beau sourire » comme on dit, car ce dispositif remplace une ou plusieurs dents afin d'assurer une bonne fonction masticatoire et d'éviter que les autres dents ne se déplacent. Après les consultations en 2005 et 2018, j'avais été pris chaque fois dans un train de rendez-vous, un véritable engrenage. J'ai alors compris que l'on ne mettait pas les pieds une seule fois dans un cabinet dentaire, mais j'ai été aussi persuadé de la nécessité de consulter régulièrement un dentiste, même en l'absence de tout problème dentaire ressenti. Dans tous les cas, il ne faut pas se contenter de soigner une sensibilité dentaire avec une pâte dentifrice sans une consultation, malgré les différentes publicités faites avec des personnes portant des blouses blanches.

En février 2006, une tuméfaction indolore à la lèvre inférieure m'a beaucoup inquiété. Elle a été incisée par un dermatologue et il en était sorti du sang. J'avais eu peur que ce ne fût une tumeur vasculaire maligne (cancéreuse), surtout quand elle s'était reconstituée très rapidement. Un chirurgien maxillo-facial a alors opéré ma lèvre qui a beaucoup saigné quand je suis rentré à domicile. Cet évènement m'avait d'autant plus angoissé qu'il était survenu après l'opération de mon cancer du colon en 1997 (Cf. chapitre VII). L'examen anatomopathologique de la pièce opératoire a révélé un botryomycome (tumeur bénigne d'origine vasculaire) ; mais je n'ai été vraiment rassuré qu'en l'absence de récidive.

J'ai été mordu à deux reprises par deux de mes chiens. La seconde fois, mon doigt mordu avait abondamment saigné. J'avais été mordu pendant qu'ils étaient malades bien qu'ils aient été régulièrement vaccinés. Ils m'avaient mordu pendant que je leur donnais à manger moi-même, en essayant de les caresser. Je me suis fait vacciner contre la rage après chacune de ces morsures, sur les prescriptions des vétérinaires. La seconde vaccination m'a coûté cinquante mille francs CFA (août-septembre 2013). J'avais déploré, à cette occasion, le fait qu'il n'y eût qu'un seul centre de vaccination antirabique dans toute la ville de Ouagadougou et qui était géré par la mairie centrale pour renflouer sa caisse. Par ailleurs, il était excentré ; il était situé à Tampouy, dans une cour qui était inondée en cette saison des pluies. Ce centre peut être déconcentré, car chaque district sanitaire de la ville de Ouagadougou pourrait être un centre de vaccination antirabique. Les morsures de chien ne doivent jamais être prises à la légère et la mort d'un patient de rage en 1977 est illustrative. En effet, il avait été mordu par un chien au Burkina Faso avant de se rendre en Côte d'Ivoire. Trois mois plus tard, il avait été ramené par son oncle pour des « troubles mentaux » et était décédé dans un tableau d'hydrophobie caractéristique (rejet violent de gobelets d'eau).

J'ai été aussi piqué par un scorpion à un orteil du pied droit, dans ma cour à Ouagadougou, en 1985. Ma jambe s'est enflée et s'est engourdie au cours de la nuit ; j'ai ressenti une douleur presque toute la nuit et le matin, tout est rentré dans l'ordre sans traitement spécifique. Je me suis souvenu qu'au village, pendant mon enfance, les piqures de scorpion étaient fréquentes et que les victimes mettaient le pied dans un poulailler portable fabriqué avec des feuilles de rônier.

Je souffrais souvent de céphalées que je traitais comme telles ou comme des épisodes de paludisme fruste. Le 30 septembre 1998, une radiographie spéciale de la face (incidence Blondeau) a révélé une sinusite généralisée. Après avoir cédé sous le traitement prescrit par le spécialiste, les céphalées ont repris de façon épisodique. Parfois, je les attribuais à tord à une élévation de ma pression intraoculaire à cause de mon glaucome. Le 09 décembre 2003 à Ouagadougou, un scanner des sinus a montré un léger épaississement du sinus maxillaire droit. Il n'y a pas eu de traitement spécifique. En novembre 2016 à Dakar, j'ai consulté à nouveau un spécialiste parce que j'éliminais des secrétions par la bouche alors que mes narines étaient toujours sèches (je ne me mouchais pas). L'examen clinique a révélé une rhinorrhée postérieure (les secrétions s'écoulent dans le pharynx). Un deuxième scanner des sinus a confirmé une sinusite maxillaire chronique droite. Le traitement médical de plusieurs mois a échoué, mais je n'ai pas encore décidé de subir une ponction chirurgicale du sinus. Jusqu'à ce jour, je me contente des accalmies obtenues par certains produits. C'est une autre maladie chronique que je gère, car dès que les secrétions s'accumulent, elles provoquent des céphalées.

En septembre 2009, j'ai eu des vertiges un matin au réveil. Dans mon lit, couché sur le dos, les yeux ouverts, les murs, avec les objets y accrochés semblaient tourner autour de moi. C'était véritablement l'environnement en mouvement. En juin 2010, les vertiges se sont répétés. Cette fois, en position couchée, j'avais l'impression que le lit tournait sur lui-même autour d'un axe horizontal et qu'il allait me précipiter au sol à un moment de sa rotation. Ces deux épisodes de vertiges ont cédé rapidement sous le traitement prescrit par un spécialiste des maladies des oreilles. L'épisode de vertiges survenu en juillet 2020 a duré une dizaine de jours, mais celui de septembre, après un mois d'intervalle, a duré plus d'un mois, malgré le traitement. Le neurologue a diagnostiqué des vertiges dus au système vestibulaire de l'oreille interne. Cependant, il a fait pratiquer un scanner cérébral qui a éliminé des vertiges d'origine centrale. Les vertiges ne se sont pas répétés depuis plus d'un an, mais je crains qu'ils ne deviennent une maladie chronique supplémentaire.

Les rachialgies (douleurs de la colonne vertébrale), provoquées par les arthroses du rachis, confirmées par les radiographies, se sont révélées vers la cinquantaine. Elles entraînent des douleurs sans blocage pour le moment. Il s'agit de douleurs non mécaniques, mais à type d'échauffement ou de brûlure tout le long de la colonne vertébrale ; je crois bien qu'elles comportent aussi une composante neurologique. Il faut rappeler ma chute d'un rônier vers l'âge de douze ans, sans conséquences immédiates, et mes tournées sur des routes cahoteuses au cours de ma carrière. Ainsi, au cours d'une mission en février 1986, je m'étais cogné la tête contre le toit d'un véhicule tout terrain sans amortisseurs ni ceinture de sécurité, lorsqu'il était tombé dans un trou. Je n'avais pas ressenti de douleurs au niveau du cou sur le champ. Je me demande aujourd'hui si ces microtraumatismes sans conséquences immédiates sont étrangers à ma myélopathie due aux arthroses cervicales à l'origine de mes douleurs neuropathiques (Cf. chapitre VI). Les arthroses du rachis lombaire (léger pincement discal L3-L4 et L4-L5, avec des ostéophytes) ont été à l'origine d'une douleur sciatique du membre inférieur gauche en mai 1995 ; elle s'était traduite par une douleur traçante et permanente de la fesse au pied pendant plusieurs jours. De même, j'ai été victime de divers traumatismes des genoux. Outre celui du genou droit survenu au lycée, le même genou a subi un second traumatisme violent en 1977. Par chance, ma rotule n'a pas été endommagée mais avec l'âge, je ressens parfois des douleurs épisodiques au niveau des genoux et de ce genou droit en particulier.

Vers l'âge de 60 ans, l'hypoacousie s'est invitée. Je ne m'en rendais pas nettement compte. Quelques mots m'échappaient et j'attribuais cela à de mauvaises prononciations de mes interlocuteurs. J'ai effectué un premier audiogramme dans les années 2009 qui a révélé une baisse notable de l'audition. En 2017, un deuxième audiogramme plus performant a confirmé la baisse de l'audition à partir des fréquences élevées. Je me suis rappelé les questions que me posait ma fille aînée devant la télévision : « Papa, le volume n'est-il pas trop fort ? ». Je lui sais gré de sa politesse et de son respect. J'ai fini par acheter des aides auditives pour mon confort personnel et celui des proches. Manifestement, il n'est pas facile de vieillir.

CHAPITRE IV

LE GLAUCOME ET LES CATARACTES

LES ANTÉCÉDENTS OCULAIRES

Mes riches antécédents oculaires ont été surtout marqués par divers traumatismes. En remontant à ma petite enfance, j'ai souvenance que mon grand cousin Balan écarquillait mes paupières et m'obligeait à fixer le soleil ardent ; c'était un « amusement » fréquent que les grandes personnes appliquaient aux enfants. En évoquant cette pratique, je me souviens du mémorandum des étudiants voltaïques d'Abidjan à propos de la grève de l'année universitaire 1967-1968. Selon ce document, des éléments des forces armées les auraient brutalisés ; ils les auraient obligés à se coucher sur le dos et à fixer le soleil, en leur demandant s'ils voyaient, là-haut, le président ivoirien Houphouët Boigny. Or, les rayons ultraviolets du soleil provoquent des lésions oculaires.

Le premier traumatisme oculaire physique est survenu, dans les années 55, au cours préparatoire première année dans le village reculé de Assafo, dans le cercle de Bongouanou en Côte d'Ivoire. J'étais l'unique élève étranger (le fils d'esclave-kanga ba en langue agni) parmi les enfants des autochtones. Au cours d'une rixe avec un élève beaucoup plus grand que moi, un vrai balourd, il m'a donné un violent coup de poing sur un œil ; je ne me souviens plus de l'œil traumatisé. J'ai été incapable de lire avec cet œil pendant plusieurs jours ; ensuite, tout est apparemment rentré dans l'ordre sans aucun traitement, car il n'y avait pas un centre de santé dans le village. Craignant pour ma sécurité, mon père m'a retiré de cette école en pleine année scolaire.

Le deuxième traumatisme est survenu quand j'ai rejoint l'école primaire de mon village en Haute-Volta (Burkina Faso), à partir de la rentrée scolaire 1957-1958. Ce traumatisme oculaire (je ne me souviens pas non plus de l'œil atteint) avait été causé par un petit caillou lancé par l'unique simple d'esprit du village; c'était un gaucher très adroit. Il me revient aussi à l'esprit qu'à l'école primaire, après les deux traumatismes suscités, je voyais parfois des halos (anneaux) lumineux de couleur rouge lorsque je regardais la lumière d'une lampe à pétrole. Je n'ai jamais eu l'idée de fermer un œil pour savoir si ce phénomène concernait les deux yeux. J'ai lu plus tard dans un manuel de médecine, et les ophtalmologues l'ont confirmé, que la perception de tels halos était un signe précurseur de glaucome. Par ailleurs, lors de mon cycle secondaire au Lycée Philippe Zinda Kaboré de Ouagadougou, dans les années 65, j'avais consulté au service d'ophtalmologie de l'hôpital Yalgado Ouédraogo pour des troubles visuels passagers à type de perception de fumée blanchâtre. Ce phénomène affectait un seul œil. On n'avait trouvé aucune anomalie en l'absence du phénomène ; l'acuité visuelle en particulier était normale.

Le traumatisme le plus grave fut causé par un coup de ballon que je reçus sur l'œil droit, en un après-midi de fin décembre 1966, pendant les congés de Noël de ma classe de première. Je fus blessé au cours d'un match de football joué sur le terrain de mon ancienne école primaire. J'ai été aussitôt conduit, ma main droite posée sur mon œil douloureux, au dispensaire situé à la limite de la cour de l'école. L'infirmier a instillé un collyre dans l'œil blessé et je suis rentré chez moi. Durant toute la nuit, j'ai ressenti des céphalées et une douleur oculaire atroces, mais je ne disposais pas du simple comprimé d'aspirine sous la main. Je n'ai pas osé vérifier, au cours de la nuit, l'état de la vision de cet œil. Le lendemain matin, j'ai constaté que je voyais flou avec cet œil. J'ai anticipé mon retour au lycée où je me suis rendu à l'infirmerie dès mon arrivée. J'ai été référé le lendemain au service d'ophtalmologie de l'hôpital Yalgado Ouédraogo où j'ai été hospitalisé au début du mois de janvier 1967. L'ophtalmologue français m'a demandé s'il n'y avait pas d'indemnisation pour ce traumatisme. Après quelques jours, ma vue s'est éclaircie et il m'a libéré en me donnant un collyre et de gros comprimés à croquer ; il ne m'a pas dit la maladie qu'il traitait. J'ai été suivi par l'ophtalmologue qui, finalement, m'a prescrit des verres correcteurs le 9 mars 1967 pour les deux yeux (œil droit traumatisé: - 0,75 ; œil gauche : - 0,25). Ces verres basiques (blancs, sans choix de monture) ont coûté trois mille francs CFA ; ils m'ont été achetés par Monsieur Koné Biè Siméon, un tonton du village que je cite pour honorer et illustrer la mémoire. J'ai été suivi à l'hôpital en 1967 et 1968 ; on me soumettait à un test de la vision des couleurs que je passais avec succès. Aujourd'hui, je sais qu'une anomalie de la vision des couleurs (dyschromatopsie acquise) fait partie des signes précoces de glaucome ou de certaines maladies comme le diabète. En juin 1968, après l'examen du baccalauréat, j'ai été opéré de l'œil droit traumatisé (Cf. traitement chirurgical de mon glaucome ci-dessous).

LE DIAGNOSTIC DU GLAUCOME ET DES CATARACTES

Mon glaucome a été diagnostiqué en fin décembre 1969, au début de ma première année de médecine à l'université de Dakar. Mes antécédents ophtalmologiques m'avaient amené à consulter au service d'ophtalmologie du Centre hospitalier universitaire Aristide Le Dantec. Le professeur Joseph Diallo, le chef du service, m'a annoncé le diagnostic de glaucome à l'issue de la consultation ; la pression intraoculaire était de 25 mm Hg au tonomètre à aplanation. Le professeur était le seul à utiliser cet appareil que je n'avais jamais vu. L'infirmier qui prenait la pression intraoculaire à l'accueil utilisait un tonomètre de Schiotz comme à l'hôpital Yalgado Ouédraogo de Ouagadougou. Le terme glaucome m'était inconnu bien que j'avais déjà reçu des soins oculaires en 1967 et 1968 à Ouagadougou. J'apprendrai plus tard que c'est un glaucome chronique bilatéral à angle ouvert. Le professeur m'a prescrit le collyre pilocarpine 2% dont la posologie était de six instillations par jour. Il a pris le soin de me préciser que c'était un « traitement à vie ». Il m'a fait ces deux annonces sans aucune précaution de langage et sans explication de ma maladie. Était-ce parce qu'il savait que cette maladie dont je n'avais jamais entendu parler était courante ? Mais n'aurait-il pas dû tenir compte de mon jeune âge (21 ans) pour me ménager un peu ? Il m'a hospitalisé du 30 décembre 1969 au 07 janvier 1970.

Après l'annonce du diagnostic d'une maladie avec un traitement à vie, j'ai eu beaucoup de difficulté à accepter l'idée qu'à 21 ans, j'étais atteint d'une maladie oculaire incurable. Cependant, après le désarroi des premiers jours qui ont suivi l'annonce du diagnostic, je me suis ressaisi et j'ai accepté de supporter ce traitement à vié comme un défi à relever, surtout que je ne devais pas être le seul malade du glaucome. Mais une information vint ébranler ma bonne disposition à vivre avec ma maladie. En effet, à un moment où je n'avais aucune notion sur cette maladie oculaire, je lus un jour dans un précis de médecine (un livre qui résume brièvement les signes de quelques maladies) que le glaucome « aboutissait inéluctablement à la cécité » ; ce résumé ne précisait pas s'il s'agissait de son évolution avec ou sans un traitement. En tant que profane, c'est cette évolution cécitante que j'avais retenue du glaucome. Par conséquent, l'idée d'une cécité programmée m'a à nouveau sapé le moral. A ce moment, je ne pouvais pas apprécier à sa juste valeur la chance que constituait pour moi le diagnostic précoce de mon glaucome.

J'anticipe sur le traitement, développé dans le paragraphe ci-dessous, pour faire mieux comprendre mon désarroi au début du traitement par le collyre pilocarpine. En effet, la première goutte que l'infirmier du service d'hospitalisation instilla dans les yeux provoqua un myosis (diminution du diamètre de la pupille) si serré que ma vue s'est totalement brouillée. Affolé, n'ayant pas été averti de cet effet indésirable du médicament, je l'ai rappelé pour lui dire que j'étais en train de devenir aveugle. Il m'a rassuré en m'expliquant que c'était un effet passager, mais le trouble visuel causé par le collyre n'a jamais disparu même si, à la longue, il était devenu moins intense. Je suis sorti de l'hôpital avec ce traitement qui altérait ma vision de loin sans affecter celle de près. Il m'était difficile de suivre des cours avec ce traitement qui me rendait myope. Par ailleurs, la posologie étant de six instillations par jour, le trouble visuel ne disparaissait pas complètement entre deux instillations. Outre son effet myotique, le collyre était présenté en flacon de verre à embout plastique non étanche ; cette présentation inadaptée compliquait la vie du patient qui devait le porter sur lui compte tenu de la posologie du collyre.

Le diagnostic de glaucome, avec ce que j'avais retenu de son évolution, m'a plongé dans la sombre hantise d'une cécité prochaine. L'effet indésirable du traitement qui m'empêchait de suivre normalement les cours compromettait sérieusement mon avenir. Mais je dois avouer que je n'ai jamais demandé au professeur qui m'avait prescrit le collyre s'il existait un autre traitement accessible à cette époque (1969-1970) ; le diamox qui fut rajouté plus tard venait en renfort. Mais ce handicap fut levé par une découverte tout à fait fortuite comparable à une guérison miraculeuse. En effet, un soir, je m'étais rendu dans la chambre d'un camarade étudiant qui portait des verres correcteurs de myope ; j'ai instinctivement porté ses lunettes déposées sur sa table de travail. A ma grande surprise, mais alors une surprise très agréable, j'ai constaté que je voyais clairement tous les objets de la chambre. Je suis sorti dans l'un des longs couloirs du pavillon A de la cité universitaire et j'ai constaté la correction parfaite de ma myopie. J'ai rapporté ma découverte à mon médecin qui m'a prescrit des verres pendant que mes pupilles étaient en myosis et mon problème fut résolu. J'ai pu ainsi intégrer mon traitement handicapant dans ma vie d'étudiant.

En ce qui concerne ma hantise de la cécité après ce que j'avais lu dans le précis de médecine, je m'en suis délivré par deux réflexions. D'abord, je me suis dit un jour que rien ne prouvait que je ne mourrais pas avant de devenir aveugle par le fait de mon glaucome et que par conséquent, il n'était pas certain que j'aurais à vivre en aveugle. C'était quand même étonnant que l'idée qu'on mourra un jour délivre d'une angoisse. Ensuite, je me suis appliqué une autre réflexion tirée d'un roman de Charles Exbrayat : « Pourquoi craindre ce qui peut ne pas arriver ?». Cette question pousse à l'optimisme. Après la résolution, même provisoire, de mes troubles visuels dus à l'effet indésirable du collyre pilocarpine par des verres correcteurs découverts fortuitement, j'ai tiré une leçon de vie : dans les situations les plus difficiles, il ne faut jamais désespérer et il existe toujours des occasions pour rendre grâce à Dieu.

Mais je n'avais gagné qu'une bataille dans la guerre contre la cécité. En effet, des cataractes sont apparues plusieurs années plus tard, à ma cinquième année de médecine. Elles ont été diagnostiquées par le même professeur, après le diagnostic du glaucome. Il m'a semblé que le professeur lui-même a geint lorsqu'il a dit : « Mais il fait des cataractes ! ». Les traumatismes oculaires de l'enfance m'inclinent à croire que ces cataractes étaient d'origine traumatique. Heureusement, elles ne m'ont pas empêché de travailler normalement jusqu'à ce que je sois opéré.

LES TRAITEMENTS DU GLAUCOME ET DES CATARACTES

Le traitement médical du glaucome

En guise d'introduction, il faut rappeler que le traitement du glaucome est un traitement pour toute la vie. Un traitement bien conduit et régulièrement suivi peut conserver la vue, mais celle qui est perdue l'est définitivement, par altération du nerf optique dont les fibres nerveuses ne régénèrent pas.

Le traitement médical de mon glaucome a débuté à Dakar en décembre 1969, par le collyre pilocarpine (Cf. Paragraphe sur le diagnostic du glaucome ci-dessus). Après une augmentation de la pression intraoculaire, du diamox en comprimés fut temporairement associé à la pilocarpine en février 1970. Dès les années 70, on m'avait prescrit un protecteur vasculaire des vaisseaux rétiniens ; on m'a remis sous un traitement analogue en 2019. J'ai utilisé la pilocarpine pendant une dizaine d'années, jusqu'à l'avènement du collyre timoptol dans le traitement du glaucome. Il m'a été prescrit pour la première fois en 1980 à l'hôpital Yalgado Ouédraogo. Le flacon coûtait environ 1300 francs CFA. Il a considérablement simplifié mon traitement, car la posologie est de deux instillations par jour, contre six pour la pilocarpine. Pendant longtemps, il a normalisé la pression intraoculaire sans association de diamox. C'était une grande innovation thérapeutique que j'aurais inscrite dans mon cahier des gratitudes si j'en tenais un. Ce traitement a été maintenu jusqu'à l'opération du glaucome en 1989, car depuis quelques années auparavant, ce traitement ne contrôlait plus correctement la pression intraoculaire et du diamox lui était souvent associé.

Le traitement chirurgical du glaucome

En réalité, le traitement chirurgical de mon glaucome a débuté en juin 1968. Peu avant l'examen du baccalauréat, mon ophtalmologue français de l'hôpital Yalgado Ouédraogo m'a dit que je perdrais mon œil droit traumatisé sans une opération ; cependant, à aucun moment, il ne m'avait parlé de pression intraoculaire élevée et moins encore de glaucome. Après l'examen, il m'a opéré mais il a complètement raté son intervention (une iridectomie effectuée le 26 juin 1968). En effet, après quelques jours d'hospitalisation, la pression intraoculaire n'a pas baissé d'un seul point au contrôle ; j'en avais ainsi déduit que l'opération visait à l'abaisser. Cet échec n'était point étonnant puisque l'ophtalmologue s'était demandé, au cours même de l'intervention et à haute voix, pourquoi sa main tremblait. Je m'étais rendu compte, un peu tard, que j'avais servi de cobaye à cet ophtalmologue français. Je me demande aujourd'hui si ma pression intraoculaire n'était pas trop élevée dès ma première consultation suivie d'hospitalisation en janvier 1967. Je m'interroge aussi pourquoi il ne m'avait pas mis sous traitement médical après l'opération ratée s'il avait été capable de diagnostiquer un glaucome. Le problème des médecins français envoyés en Afrique comme coopérants, toujours en tant que chefs de service et en qui nous avions aveuglement confiance, ne sera soulevé que sous la

Révolution en 1983. Ces coopérants tournaient dans les pays africains. La coopération française a été obligée de choisir ses assistants techniques avec plus de transparence.

La deuxième opération de l'œil droit traumatisé a eu lieu au CHU A. Le Dantec de Dakar. Malgré le traitement médical instauré en 1969, la pression intraoculaire de cet œil était restée élevée ; j'ai été à nouveau hospitalisé le 28 octobre 1971 (au début de ma troisième année de médecine). J'ai été opéré le 2 novembre par le professeur qui avait diagnostiqué le glaucome (iridectomie, Elliot trépan n°15 avec résection de la capsule de Tenon, selon le compte rendu opératoire). Mais l'opération a été suivie d'un décollement choroïdien qui, en son absence, n'avait pas été diagnostiqué par ses assistants. Heureusement pour moi que ce ne fut pas un décollement rétinien. A son retour, il a essayé de le traiter par une immobilisation. Je suis resté couché sur le dos, les deux yeux bandés, du 6 au 24 novembre 1971. Cela avait été un véritable calvaire pour moi et toutes les nuits, je dormais sous somnifère. Ce procédé n'ayant pas donné le résultat escompté, il a ponctionné la poche le 25 novembre. Je suis sorti de l'hôpital le 08 décembre et j'ai repris les cours à la faculté, après plus d'un mois d'absence aux activités académiques. Dans mon malheur, j'ai encore eu de la chance, car trois compatriotes de ma promotion avaient pris de leur temps pour recopier dans des cahiers, trois principales matières dispensées pendant mon hospitalisation. Leur solidarité agissante et leur compassion m'avaient permis d'apprendre mes leçons dès ma sortie de l'hôpital au lieu de consacrer du temps à les recopier. A cette époque, on ne connaissait pas de machines à photocopier et les professeurs ne donnaient pas de cours polycopiés pour ces matières. Je leur suis toujours resté très reconnaissant. Par malheur, l'un de ces trois amis, le docteur Ouédraogo P. Hamidou, est décédé prématurément dès janvier 1988.

Le traitement chirurgical combiné du glaucome et des cataractes

Après vingt ans de traitement médical, les différents collyres utilisés n'étaient plus assez efficaces pour obtenir une pression intraoculaire normale et en plus, les cataractes étaient mures. En effet, à cette époque, on attendait qu'une cataracte soit « mure » avant de l'opérer alors qu'aujourd'hui, dès qu'elle devient gênante, on l'enlève grâce à la technique de la phacoémulsification. Le nouvel ophtalmologue français qui me suivait à l'hôpital Yalgado Ouédraogo n'a pas proposé de m'opérer lui-même, il a d'emblée demandé mon évacuation en France, à l'hôpital de la Cité universitaire de Paris où exerçait son maître d'école.

La prise de la décision d'opérer a été suivie d'une longue attente angoissante malgré le choix de la France. J'étais partagé entre l'espoir et le doute voire une sourde crainte. J'espérais retrouver une vue normale et j'avais même eu l'illusion que je serais à jamais débarrassé du traitement médical à vie du glaucome, car j'ignorais qu'en réalité, il était rare de pouvoir s'en passer après la chirurgie. Mais je craignais aussi un échec des opérations ou des complications postopératoires, un risque inhérent à toute intervention chirurgicale. Je connaissais le cas malheureux d'un collègue devenu aveugle suite à des opérations oculaires effectuées en France. Une nuit, j'ai rêvé que j'étais sur la table d'opération et je m'étais réveillé en sursaut. Dans un second rêve, j'avais retrouvé une bonne vision après l'opération. Bien que mes rêves ne soient pas prémonitoires, je m'étais demandé ce que j'aurais fait si j'avais rêvé d'un mauvais résultat des opérations. Ces rêves montraient bien l'état d'inquiétude dans lequel j'ai attendu ces opérations à la fois espérées et redoutées. Je m'efforçais de cacher mon inquiétude à mon épouse. En effet, je ne pouvais m'empêcher de penser aux conséquences familiales d'un éventuel échec des interventions chirurgicales, et surtout, au poids social que moi-même je représenterais pour ma famille. Mes douleurs épigastriques liées aux grands stress avaient repris. Durant toute la période qui a précédé la date de mon départ, j'ai évité d'évoquer le sujet avec mon épouse. Cependant, je savais qu'elle vivait dans la même appréhension depuis la prise de la décision d'effectuer les opérations. Il m'était facile de la comprendre parce qu'il me suffisait de me mette à sa place en inversant les situations. La veille de mon départ, son inquiétude était plus que palpable, ce qui avait augmenté ma propre anxiété, car je me demandais si elle n'avait pas un mauvais pressentiment. La veille de mon départ, en quittant mon bureau (j'étais directeur des études et de la planification depuis 1983), je l'ai rangé comme si je ne devais plus y revenir. Le jour de mon départ, c'est dans une sombre disposition d'esprit que j'ai regardé mes deux filles partir à l'école. Le secrétaire général du ministère et l'un de mes collègues sont venus me dire au revoir à l'aéroport. Je suis arrivé à Paris le 15 mai 1989. J'ai passé tout mon séjour dans la famille de mon cousin Yacouba Raphaël Sombié qui m'a beaucoup soutenu.

La consultation préopératoire

J'ai été reçu en consultation, selon le rendez-vous fixé avant mon départ, le 17 mai au Centre National d'Ophtalmologie les Quinze-Vingt. En effet, suite aux informations reçues après mon arrivée à Paris, j'ai choisi cet hôpital au lieu de celui de la Cité universitaire. Dans la file d'attente, une patiente âgée avait confié à sa compagne que sa voisine de palier avait été opérée de cataracte et qu'elle pouvait faire passer un fil par le trou d'une aiguille. Cette observation m'avait réconforté. Le professeur (une demoiselle), chef de l'un des quatre services, n'a voulu retenir, à l'issue de sa consultation, que le diagnostic de cataracte malgré la mention de glaucome portée sur l'observation médicale de mon médecin traitant ; en effet, la pression intraoculaire était normale lors de la consultation. Le professeur m'a demandé si je voulais être opéré par son assistant parce qu'il devait assister à un congrès. J'ai préféré avoir à faire à Dieu qu'à ses anges et il m'a mis sur son programme opératoire du 06 juin pour l'opération de l'œil gauche. Comme je paraissais inquiet, il m'a demandé : « Ne pensez-vous quand même pas que nous allons rater cette l'opération ? ». Sa question m'a un peu rassuré, car elle semblait exclure un échec éventuel.

Après la consultation, il m'était difficile de rester serein dans l'attente d'une opération chirurgicale, surtout quand il s'agit de la préservation de « la lampe du corps ». Des faits insolites survenus au cours de cette période d'attente avaient augmenté mon anxiété. Ainsi, on avait annoncé qu'un enfant opéré d'une appendicite avait eu des complications inexpliquées dont une cécité et une paralysie. C'est à la même période (mai-juin 1989) que l'Ayatollah Khomeiny d'Iran avait eu des complications après une opération digestive. Je n'avais pas oublié non plus le cas de mon collègue devenu aveugle après ses opérations oculaires en France. Pessimiste de nature, je me disais que cela n'arrivait pas qu'aux autres.

Pour éviter de trop penser aux résultats de mes futures opérations, je déambulais de temps en temps dans le Quartier Latin à Paris. Un jour, je suis entré dans la Librairie Maloine où j'ai aperçu un volumineux manuel d'ophtalmologie. En le feuilletant, je suis tombé sur le chapitre traitant de l'aphakie (œil sans cristallin). Je l'ai parcouru avec avidité, car je devais être opéré de cataracte (extraction du cristallin opacifié), mais j'ignorais qu'on me mettrait des implants (cristallins artificiels).

Je repensais aussi à des traitements de cataracte qui m'avaient été proposés. La luxation du cristallin pratiquée par certains tradipraticiens n'en faisait pas partie, mais cette pratique par des « ouvreurs d'yeux » existe encore de nos jours ; il faut absolument refuser de se soumettre à cette manœuvre qui se complique rapidement de glaucome aigu avec des douleurs atroces et une perte totale de la vue. Un ami du Mali m'avait recommandé son oncle, un tradipraticien de son village ; il utilisait une plante médicinale. Selon ses dires, lorsque le patient regarde la fumée produite par la combustion des racines de cette plante, l'opacité du cristallin disparaît ! Enfin, une cousine m'avait conseillé un « collyre » à base de poudre d'un cauri écrasé ; j'avais fait un rapprochement entre la couleur blanchâtre du cristallin opacifié et celle de ce coquillage. Je connaissais la genèse de la cataracte pour savoir qu'elle ne pouvait pas répondre à ces traitements, mais je m'abstenais de les contredire. Même récemment, une dame m'a dit qu'elle suivait un traitement médical (moderne) pour sa cataracte parce qu'elle ne voulait pas se faire opérer. Ces exemples montrent bien le cheminement complexe que peuvent emprunter certains patients.

Les interventions chirurgicales

J'ai été hospitalisé dans la matinée du lundi 5 juin 1989, la veille de l'opération de l'œil gauche. La pression intraoculaire était normale au contrôle de la matinée, mais elle est remontée jusqu'à 38 dans l'après-midi. L'opération a été alors reportée et j'ai été mis sous diamox comprimés pour l'abaisser. J'ai quitté l'hôpital afin de réduire les frais d'hospitalisation. Cet incident m'avait contrarié et j'avais pensé que mon traitement commençait plutôt mal. L'opération a finalement eu lieu le 12 juin. La nuit précédant l'opération, je n'ai pas vu un comprimé de tranquillisant déposé à mon chevet tandis que j'étais dans la salle d'eau; cependant, j'avais bien dormi malgré mon angoisse latente. L'intervention a consisté en une opération combinée du glaucome et de la cataracte sous anesthésie générale. J'avais été informé qu'on me mettrait un implant. En fin de compte, j'ai été opéré par un assistant du professeur et je n'ai pas été prévenu du changement de médecin. A mon réveil le lendemain de l'intervention, j'ai commencé à appréhender le moment où on enlèverait le pansement. Ma crainte n'était pas tant de savoir si je verrais bien avec l'œil opéré, mais verrais-je au moins la lumière ? Après qu'on eut retiré le pansement, comme je ne disais rien, préoccupé à évaluer le résultat provisoire de l'intervention, l'ophtalmologue qui m'avait opéré a semblé inquiet et m'a demandé : «Vous voyez quand même quelque chose !». Oui, je voyais flou mais je voyais quelque chose. Je suis sorti de l'hôpital le 16 juin et j'ai été revu le 23. Par la suite, j'ai été soumis à une injection sous conjonctivale quotidienne d'un anti métabolite pendant six jours pour des opacités dans le corps vitré de l'œil opéré ; aucun ophtalmologue ne me les avait signalées auparavant et jusque-là, elles ne me gênaient pas.

L'opération de l'œil droit, programmée initialement pour le 10 juillet, s'est déroulée le 12. Ce report était dû à une conjonctivite de l'œil gauche opéré qui s'était déclarée le 6 juillet ; il avait fallu la juguler avant l'intervention. Pourtant, tout allait bien pour cet œil jusqu'à ce qu'un interne en médecine ait simplifié mon traitement en cours qu'il avait trouvé trop lourd, sans l'avis de mon médecin. J'avais apprécié cet allègement que j'avais cru justifié, car j'utilisais à la fois de nombreux collyres et pommades ophtalmiques. J'ai été opéré le 12 juillet sous anesthésie générale et je me suis inquiété à mon réveil en constatant que j'étais sous oxygène. J'ai quitté l'hôpital dès le 14 juillet 1989, date anniversaire du bicentenaire de la

Révolution française de 1789 ; le métro était gratuit ce jour-là.

Les suites opératoires

Je rappelle que j'ai été opéré de l'œil gauche le 12 juin et du droit un mois plus tard. Je n'ai retrouvé une vision normale de l'œil gauche que plus de six semaines après l'intervention. Je m'étais mis à surveiller l'évolution de la vision de l'œil gauche opéré en premier comme du lait sur le feu. Chaque matin, j'essayais de lire un livre posé à mon chevet, mais tout était flou. Le « miracle » s'est produit le 28 juillet. Dans l'après-midi de ce jour, de retour d'un contrôle à l'hôpital, j'ai constaté que je pouvais lire les titres des journaux jetés sur une table du salon. J'en ai ouvert un et j'ai pu lire toutes les pages. J'ai passé une bonne partie de la soirée à lire des journaux. J'avais également une bonne acuité visuelle de loin avec les verres correcteurs que je portais avant l'opération ; le médecin ne les avait pas changés parce qu'il n'y avait pas une meilleure correction à ce moment. Quand je sortais dans la rue, je me plaisais à lire les enseignes dont les écritures étaient nettes et foncées. J'avais donc attendu plus d'un mois et demi pour recouvrer une vue normale avec une correction. J'ignore si la technique de la phacoémulsification était utilisée en 1989 mais dans les années 2015, j'ai connu des patients qui, opérés avec cette technique, voyaient bien dès le lendemain de l'intervention.

Quoiqu'il en soit, tout allait bien pour cet œil gauche. Mais le matin du 19 août, soit deux mois et une semaine après l'opération et trois semaines après que cet œil a recouvré une vision normale, ma joie a volé en éclats. En effet, je me suis réveillé ce matin-là avec un brouillard qui s'est épaissi davantage le lendemain. Cependant, je n'ai pas paniqué, car je m'étais souvenu que mon médecin m'avait expliqué que pour éviter un décollement de la rétine, il avait laissé la capsule postérieure en place et que celle-ci pourrait s'opacifier ultérieurement (cataracte secondaire) ; j'avais donc espéré que c'était bien la cause du brouillard. L'opacification de la capsule a été confirmée par mon ophtalmologue à la consultation de contrôle du 23 août. Il m'a rassuré que cela était un problème mineur qui serait résolu en temps opportun par un traitement par laser. Mais le laser ne pouvait être appliqué que trois mois après l'opération ; il restait donc un peu plus de deux semaines d'attente, ce qui m'avait paru long. A cette consultation, l'ophtalmologue a enlevé les fils de suture des deux yeux. Il faut noter qu'il avait émis l'idée, avant l'opacification de la capsule de l'œil gauche, de me laisser retourner au pays pour les y faire enlever, puis il s'était ravisé en disant que l'acte était délicat. J'avais fait notifier le délai supplémentaire induit par la nécessité du traitement par laser au ministère de la santé par le biais de notre ambassade à Paris. Néanmoins, hanté par l'idée d'un possible décollement rétinien, j'ai consulté, le 29 août, un autre assistant du service. Ce dernier, après un examen approfondi de l'œil (il avait utilisé un verre de Goldman), m'a assuré qu'il n'y avait pas de décollement. Malgré la banalisation de la cataracte secondaire par mon médecin traitant, j'ai attendu l'application du laser avec une grande anxiété, car je me demandais si je retrouverais la vision que j'avais eue après l'opération. Je me désolais aussi de la survenue de cette opacification de la capsule que je ressentais comme un acharnement du sort contre ma personne. Mais j'ai estimé plus tard que sa survenue précoce, pendant que j'étais encore sous contrôle à l'hôpital, était une « chance ». Si j'étais rentré au pays avant son apparition, il n'y avait aucune possibilité de traitement par laser et cela aurait été un autre problème. C'est la raison pour laquelle il semble que dans les pays pauvres, la technique d'opération de la cataracte la plus utilisée a été, pendant longtemps, l'extraction intracapsulaire du cristallin (on enlève le cristallin avec son enveloppe).

Enfin arriva le jour du traitement par laser qui me fixerait sur le résultat définitif de l'opération de l'œil gauche. Le laser Yag a été appliqué le 07 septembre vers 11 heures du matin (168 impacts) après une dilatation de la pupille. Je suis revenu aussitôt chez mon médecin. Il a trouvé que l'orifice créé dans la capsule avait une dimension limite, mais il s'est abstenu de le faire agrandir, ce qui m'avait encore laissé un goût d'inachevé à l'idée que cela aurait pu être mieux fait. Cependant, l'effet du laser a été immédiat, car j'ai retrouvé la vision que j'avais avant l'opacification de la capsule. Après une brève sieste, je me suis réveillé et j'ai trouvé les couleurs du papier peint du mur du salon de la maison plus vives. Mais j'ai attendu que l'effet de la dilatation ait totalement disparu pour être certain que le résultat était uniquement dû au traitement par laser. Le lendemain matin, je n'ai pas constaté de brouillard au réveil. Les écritures étaient de nouveau nettes et foncées; ce fut l'un des plus beaux jours de ma vie. Toutefois, comme l'application du laser Yag pouvant faire remonter la pression intraoculaire, celle-ci a été contrôlée une semaine plus tard. Elle était légèrement augmentée. J'ai été remis sous le traitement au collyre timoptol pour une semaine ; elle s'est normalisée au contrôle suivant. Le traitement a été arrêté et mon médecin m'a enfin libéré.

Je suis rentré à Ouagadougou le même jour qu'un autre patient évacué qui avait bénéficié d'une greffe de cornée ; il avait manifesté sa joie à ceux qui étaient venus l'accueillir, car il avait recouvré la vue. Quelques jours après mon retour, je me suis présenté à mon médecin traitant. Il n'a pas pu cacher sa mauvaise humeur quand je lui ai appris que j'avais été opéré à l'hôpital les Quinze-Vingt et non par son maître. En effet, tandis que son collègue burkinabè avait bien apprécié les opérations, il avait fait la moue et affirmé que les résultats n'étaient guère meilleurs à ceux qu'eux-mêmes obtenaient sur place. En outre, il a critiqué l'anesthésie générale qui empêcherait une bonne dilatation de la pupille pour l'intervention. Mais au deuxième contrôle, il a reconnu la bonne qualité des interventions ; il avait dû oublier ses critiques précédentes. Il m'a prescrit les verres correcteurs définitifs en avril 1990. J'ai passé six mois sans traitement médical après mon retour, avant de reprendre, le cœur triste, le collyre timoptol, car la pression intraoculaire était remontée. Cependant, j'avais savouré la courte période pendant laquelle je me levais et me couchais sans avoir à instiller des gouttes de collyre dans les yeux.

LA COMPLEXIFICATION DU TRAITEMENT DU GLAUCOME

Le traitement médical

Le traitement médical s'est progressivement alourdi après l'échec de la chirurgie. J'ai été soumis à des cures de plus en plus fréquentes de diamox en comprimés chaque fois que la pression intraoculaire n'était plus contrôlée par le collyre timoptol. En mai 1994, à l'occasion d'une mission de service, elle était de 32 mm Hg à l'hôpital les Quinze-Vingt alors qu'elle était normale quelques jours avant mon départ du pays, en l'espace d'une dizaine de jours. L'ophtalmologue m'a prescrit le collyre timpilo (association de pilocarpine et de timoptol) et s'est étonné du bon état de mon fond d'œil. De nouveau, j'étais gêné par la présence de pilocarpine dans ce collyre. En mai 1995, devant une pression intraoculaire de 21-22 dans le même service, le même ophtalmologue m'a prescrit du timoptol et du diamox en comprimés et le premier traitement par laser pour abaisser davantage la pression intraoculaire. Après l'application du laser le 05 octobre 1995, la pression a été réduite à 14 une semaine plus tard avant de remonter. En juin 1996, il m'a prescrit deux collyres : trusopt 2% (diamox en collyre) et collyre timoptol. Mon glaucome commençait à m'inquiéter, car tant que la pression intraoculaire était sous contrôle, je n'en faisais pas un problème et je l'avais bien intégré dans ma vie quotidienne.

Au début de l'année 1997, la pression intraoculaire est restée élevée malgré le traitement par laser en 1995 et celui associant le collyre timoptol et le diamox en comprimés ; le trusopt s'était révélé inefficace et avait été abandonné. En juin 1997, devant la persistance d'une pression élevée, un nouvel ophtalmologue français de l'hôpital Yalgado m'a adressé à l'Institut du glaucome, Fondation Hôpital Saint Joseph de Paris ; selon lui, j'y trouverais le meilleur spécialiste du glaucome. Mais ce dernier avait pris sa retraite et j'ai été pris en charge par le nouveau chef de service qui renonça à la sclérectomie profonde qu'il avait prévue de pratiquer, car la pression intraoculaire était normale à sa consultation. A cette occasion, il m'a dit qu'en médecine, « Le mieux est l'ennemi du bien ». Mais ce ne fut pas un déplacement inutile, car j'avais une autre maladie beaucoup plus grave (Cf. chapitre VII).

La pression intraoculaire est remontée à nouveau en août 1997. Elle n'a pas été sensible à l'association de pilocarpine (6 fois par jour pendant plusieurs jours) à mon traitement en cours. L'ophtalmologue de l'Institut du glaucome, consulté par mon médecin burkinabè, a conseillé d'associer au traitement un nouveau collyre, le « Xalatan ». Il se présentait en flacon de trois millilitres et coûtait environ 20 000 FCFA ; j'ai dû le faire acheter en

France. Le résultat du traitement (une goutte le soir) a été spectaculaire au début; la pression est passée de 38 à 14 mm Hg après seulement trois jours de traitement. Après quelques mois, son efficacité a diminué et la pression a recommencé à fluctuer entre les chiffres normaux et élevés. Le traitement par l'association timoptol, diamox et xalatan a été maintenu d'octobre 1997 à juin 2002.

Le 5 juillet 2002, j'ai débuté le traitement le plus lourd que j'ai jamais connu ; il avait été prescrit par l'ophtalmologue de l'Institut du glaucome. C'était une association de trois collyres très coûteux : alphagan, cosopt (association diamox-timoptol) et travatan, et du diamox en comprimés. Je me suis ainsi retrouvé avec un traitement de quatre médicaments (quadrithérapie) sans compter le chlorure de potassium associé obligatoirement aux comprimés de diamox. Le collyre travatan a été remplacé plus tard par le lumigan. Pendant les périodes de résistance à tous ces produits, mon ophtalmologue burkinabè associait du vexol (un collyre corticoïde) ou de la pilocarpine au traitement de base pendant quelques jours, ce qui abaissait la pression intraoculaire. Le vexol en particulier pouvait l'abaisser aux environs de 10 mm Hg. Le professeur de la clinique ambulatoire d'ophtalmologie et de laser (COLASER) de Dakar, qui m'a suivi pendant plus de dix ans à partir de 2011, m'a expliqué que certains glaucomes étaient sensibles aux corticoïdes, notamment la crise glaucomato-cyclitique de Posner Schlosman. Ainsi, jusqu'en cette année 2022, je mets dans les yeux, deux collyres le matin et trois le soir, en plus de deux à trois prises de diamox par jour.

Le traitement médical du glaucome est très contraignant, surtout en cas de polythérapie. L'utilisation du diamox nécessite des contrôles biologiques. Il peut être prescrit en plus un protecteur vasculaire. Ainsi, un patient du glaucome se retrouve avec de nombreux médicaments à prendre quand surviennent d'autres maladies. En outre, l'utilisation des collyres obéit à des règles pour en obtenir une efficacité optimale. La manière d'instiller un collyre dans l'œil n'est pas toujours bien expliquée aux patients et les notices rédigées en petits caractères sont rarement lues et encore, faut-il savoir lire. En effet, il faut observer certaines règles, entre autres, les mains doivent être propres, l'embout du flacon ne doit toucher ni les paupières ni l'œil pour éviter les infections ; il faut tirer sur la paupière inférieure afin de former une petite poche pour instiller la goutte de collyre dans le cul-de-sac conjonctival externe de l'œil ; lorsqu'elle est instillée dans l'interne (près du nez), elle passe rapidement dans le canal lacrymonasal et va dans la fosse nasale. Ensuite, il faut comprimer le cul de sac interne avec le doigt après l'instillation d'un collyre, garder l'œil fermé pendant deux à trois minutes. Si le traitement nécessite plus d'un collyre, les instillations doivent être espacées d'au moins cinq minutes pour que la deuxième goutte soit efficace. Au cours du certificat optionnel d'ophtalmologie que j'avais choisi en cinquième année de médecine, j'ai appris de mon professeur d'ophtalmologie et médecin Joseph Diallo, et aussi par expérience, qu'il est inutile de mettre dans l'œil deux gouttes de collyre à la fois, car la seconde coule sur la joue. Comme tout médicament, les instillations doivent se faire à des intervalles réguliers. Le lourd traitement médical indiqué ci-dessus, et qui ressemblait à un acharnement thérapeutique, s'est révélé de moins en moins efficace dans le cas de mon glaucome.

Les traitements par laser

Les séances de laser ont été reprises à l'Institut du glaucome, après celle d'octobre 1995, pour débloquer des situations critiques. Le laser était appliqué en hôpital de jour, sous anesthésie locale ; mais le patient est toujours préparé comme s'il devait être traité sous anesthésie générale (consultation d'un anesthésiste, examens biologiques, électrocardiogramme...), toute chose qui augmente le coût de la séance de laser qui dure quelques minutes. J'avais été surpris par la prescription d'un laser en juin 2003, car, en quittant Ouagadougou en fin mai, la pression était normale ; à l'Institut du glaucome, on trouva 34 dans un intervalle d'environ dix jours. J'ai compris plus tard que, contrairement à ce qu'on aurait pu penser, les chiffres trouvés au pays n'étaient pas faux puisqu'une fois, on a trouvé une pression de 10 mm Hg à l'Institut du glaucome; c'était la traduction de l'instabilité (fluctuation) de la pression intraoculaire dans le glaucome.

La situation a été particulièrement difficile en 2004. Après le laser de juin 2003, la pression s'est élevée en février 2004 et est restée bloquée aux alentours de 45 mm Hg, malgré l'association de la pilocarpine à la quadrithérapie (avec 3 comprimés de diamox par jour). Je n'ai pu bénéficier du traitement par laser que le 1er juin 2004, soit quatre mois plus tard. Le blocage de la pression à 45 a entraîné une altération définitive de ma vue. Après le laser de juin 2004, la pression est remontée à nouveau dès le mois de novembre. Le laser du 14 février 2005 l'a fait tomber à 8 le lendemain, à 2 le 21 février, car le médecin avait maintenu le traitement en cours y compris le diamox. Or, une pression à 2 aurait pu entraîner un décollement rétinien. D'ailleurs, j'avais rencontré un patient qui était traité pour un décollement rétinien suite à un traitement par laser.

Les applications de laser étaient douloureuses malgré l'anesthésie locale et brouillaient la vue les premiers jours. J'avais commencé à douter de leur efficacité, même à moyen terme, mais elles avaient eu le mérite de casser des pics d'hypertonie oculaire et donc de passer des caps critiques, notamment en 2004 (pression à 45 mm Hg). Les séances de laser à partir de 2004 ont révélé les opacités qui étaient censées avoir été traitées en 1989 par l'injection d'un anti métabolite ; elles se sont traduites par un voile mouvant devant les yeux et qui dégradent davantage ma vue.

Quand j'ai pris ma retraite, j'ai bénéficié, à partir de 2011, d'au moins trois séances de laser SLT (Selective laser trabeculum plasty) à la Clinique ambulatoire d'ophtalmologie et de laser de Dakar (COLASER). Le SLT est un laser beaucoup moins invasif que le laser avec lequel j'avais été traité à l'Institut du glaucome.

La synéchotomie

D'une manière générale, dans le glaucome avancé, le patient voit mal dans la pénombre. Le temps d'adaptation au changement de l'intensité de l'éclairage (passage de la lumière du soleil à la lumière de l'intérieur d'une maison) est plus long à cause d'une diminution de la réactivité pupillaire. Ainsi, à un stade de mon glaucome, lorsque j'entrais dans une maison en quittant la lumière crue du soleil, il me fallait un certain temps pour distinguer clairement les gens et les objets. A un moment donné, la lumière des ampoules de la maison était insuffisante pour moi et j'utilisais une lampe de table pour travailler. Il s'y était ajouté plus tard des synéchies (adhérences) qui contribuaient à diminuer la réactivité pupillaire. Pour ne rien arranger dans mon cas, il est apparu des « mouches volantes » (opacités mobiles dans le corps vitré) qui affectent ma vue ; elles se sont révélées après les séances de laser.

Pour corriger le rétrécissement pupillaire et supprimer les synéchies, le professeur de COLASER de Dakar m'a proposé de pratiquer une synéchotomie qui consiste en un élargissement de la pupille et une section chirurgicale des synéchies, une véritable microchirurgie. Je me suis donné plus d'un an de réflexion pour me décider à me soumettre à cette opération. J'avais juré que plus jamais un bistouri ne toucherait encore à mes yeux. Je savais qu'ils étaient fragilisés par les opérations antérieures, les collyres, les nombreuses séances de laser. En outre, tout acte chirurgical comporte un risque. Je m'étais rappelé aussi ce que m'avait dit mon ophtalmologue de l'Institut du glaucome de Paris : «En médecine, le mieux est l'ennemi du bien». Du reste, j'étais résolu à entrer progressivement dans la cécité, si cela devait arriver, plutôt que d'y être précipité par un acte chirurgical qui pourrait mal se terminer. Je pensais toujours au cas malheureux du collègue devenu aveugle suite à des opérations oculaires. Mais j'ai fini par accepter cette opération devant l'accentuation de ma gêne visuelle. Par ailleurs, le professeur apaisa mon inquiétude en affirmant qu'une complication serait l'exception. Il faut parfois savoir prendre des risques et du reste, c'était un risque calculé, car le professeur semblait sûr de lui-même et je ne devais pas être son premier cas. Je dois avouer aussi que j'avais une entière confiance en lui depuis qu'il m'avait pris en charge. J'ai été programmé pour le 07 avril 2016. Je m'étais dit que tout se passerait bien parce que cette date correspond à la Journée mondiale de la Santé; cette réflexion montre à quel point on peut s'accrocher à tout. L'opération, sous anesthésie locale, a été un succès. Le lendemain matin, lorsqu'on eut enlevé le pansement, je suis sorti de la pénombre pour entrer de plain-pied dans la lumière « devenue vive » de la salle d'attente de la clinique. A la sortie de la clinique, j'ai trouvé la lumière du soleil trop forte (cela était plus qu'une dilatation pupillaire) ; depuis lors, je porte un clip solaire pour en atténuer l'éclat quand je suis dehors. L'éclairage des ampoules de la maison est devenu très ou même trop vif alors qu'il me paraissait insuffisant. J'étais à l'aise dans la pénombre d'une pièce ; ma vue et ma vie ont été ainsi relancées. Après cette opération, la pression intraoculaire est restée stable avec le même traitement ; selon le professeur, cela est dû à la suppression des adhérences.

LA SURVEILLANCE DE MON GLAUCOME

Je savais, par expérience, que le glaucome nécessite un suivi régulier aussi bien sur le plan clinique que paraclinique. Sur le plan clinique, il s'agit du contrôle régulier de la pression intraoculaire qui permet de réajuster le traitement en cas de besoin. Les populations défavorisées des villes et des zones rurales sont souvent exclues du bénéfice de ce suivi régulier, même s'ils sont dépistés ; cette situation est due à l'inaccessibilité géographique et/ou financière des services d'ophtalmologie. Ainsi, dans les années 80, quand j'étais en fonction à Gaoua où il n'existait pas un service d'ophtalmologie, je profitais de mes missions à Ouagadougou pour effectuer mes contrôles. La variabilité de la pression intraoculaire avait été mise en évidence lors des contrôles dans cette période. En effet, un nouvel ophtalmologue français de l'hôpital Yalgado Ouédraogo avait dû la mesurer trois fois dans la journée, pendant deux jours consécutifs, pour se convaincre que je souffrais réellement de glaucome. Je rappelle aussi le doute émis sur la réalité de mon glaucome à l'hôpital les Quinze-Vingt. Parfois, des patients sont hospitalisés pour suivre régulièrement leur pression intraoculaire afin d'en détecter les moments des pics.

Sur le plan paraclinique, j'ai bénéficié des examens de contrôle suivants : les fonds d'œil, les champs visuels, la rétinographie, la pachymétrie, l'échographie oculaire. Tous ces examens permettent de déceler des complications du glaucome en rapport avec la rétine, l'espace visuel, etc. La mesure de !a pression intraoculaire est le contrôle le plus courant. Comme tout contrôle, il suscite une certaine angoisse. Le patient se demande si la pression n'est pas remontée dans le cas où elle était normale au contrôle précédent ou au contraire si elle a baissé au cas où elle était élevée. Avec l'instabilité de ma pression intraoculaire, je ressors des contrôles, apaisé ou inquiet selon le résultat.

Dans mon malheur, j'ai eu beaucoup de chance, car j'ai toujours eu accès aux spécialistes à tout moment depuis que j'étais un étudiant en médecine. Je me souviens encore de quelques ophtalmologues que j'ai connus dans mon parcours de glaucomateux. Au Burkina Faso, à l'hôpital Yalgado Ouédraogo, j'ai été suivi par au moins quatre coopérants français entre 1967 et 1982 dont un à Bobo-Dioulasso et deux entre 1982 et 1997.

A Dakar, au CHU, j'ai été suivi par le professeur et trois de ses assistants à partir de 1969. Je ne peux oublier le professeur qui m'a suivi gratuitement, à partir de 2011, pendant plus de dix ans dans sa Clinique privée COLASER. Malgré son calendrier de consultations toujours très chargé, il a toujours trouvé du temps pour « accompagner l'ancien », selon sa propre expression.

Dès les années 85 et surtout après le départ des coopérants français de l'hôpital Yalgado Ouédraogo après 1997, j'ai été pris en charge, dans cet hôpital et au Centre national de lutte contre la cécité, par les premiers ophtalmologues burkinabè. Ils ont pris la relève des assistants techniques avec beaucoup de compétence, de générosité et d'empathie. J'exprime ma profonde gratitude à tous ces collègues burkinabè. J'exprime ma gratitude en particulier à deux d'entre eux qui ont continué de me suivre gratuitement après avoir ouvert leurs propres cliniques. Je ne veux pas citer de noms de peur de froisser la modestie de tous ces collègues. Je réitère mes remerciements à tous mes médecins ophtalmologues et leurs collaborateurs qui, par leur disponibilité et au nom de la confraternité, ont prolongé la vie de ma vue. Leur soutien me rappelle cette parole de sagesse du cinéaste et écrivain Ousmane Sembène dans son roman, le mandat: « Le remède de l'homme, c'est l'homme ». Mais quelle a été l'évolution de mon glaucome sous un traitement très lourd scrupuleusement respecté et un suivi clinique et paraclinique rigoureux?

L'ÉVOLUTION DE MON GLAUCOME

L'observance stricte du traitement et le suivi régulier dont j'ai bénéficié ont, certes, freiné l'évolution de mon glaucome, mais ils n'ont pas arrêté celle de la neuropathie optique. L'évolution postopératoire a été marquée par une altération progressive de ma vision. Mais mon cas ne doit pas effrayer les patients dont le glaucome est survenu à l'âge adulte, contrairement à mon glaucome juvénile, diagnostiqué à l'âge de 21 ans et qui évoluait sans doute avant cet âge ; sa longue évolution l'a rendu réfractaire aux traitements. Les glaucomes apparus à un âge avancé sont bien contrôlés pour peu que les patients se plient aux exigences du traitement.

Après l'opération de 1989, j'ai eu des motifs d'inquiétude à partir de 1993. En effet, le 06 mai 1993, ma vue s'est momentanément brouillée ; j'ai perçu un brouillard inhabituel et qui n'a disparu que le 12 mai. Quand j'ai demandé à ma fille, dans la soirée du 06 mai, s'il y avait eu du brouillard dans la matinée, elle m'a répondu qu'il y en avait eu « un peu» ; c'est la même réponse que des amis d'un de mes voisins de chambre, au CHU de Dakar, lui avaient donnée quand il s'était inquiété de l'état de sa vision. Le même phénomène passager s'est reproduit le 13 septembre 1993. Dans les deux cas, j'avais fait contrôler la pression intraoculaire qui était normale (une remontée importante de la pression peut provoquer un flou visuel). Le 25 avril 1994, le brouillard s'est à nouveau manifesté. Le 15 décembre 1995, j'ai encore perçu un brouillard épais toute la journée, avec une pression intraoculaire normale. Le 26 mars et le 02 mai 1996, le brouillard était plus épais que d'habitude avant de disparaître. Il n'y avait pas eu de phénomènes climatiques particuliers dans les différents cas. Je me suis souvenu que j'avais connu des phénomènes similaires dans les années 1965-1966 alors que j'étais au lycée. Après le traitement par laser le 10 juin 2003, en un matin de fin juillet, alors que j'étais en mission à l'étranger, je me suis réveillé avec une vue brouillée ; un voile apparaissait puis se dissipait. Ce phénomène avait été provoqué par une brusque remontée de la pression intraoculaire, 38 au contrôle du 9 août, un chiffre jamais atteint avant cette date. On avait arrêté le travatan parmi les trois collyres que j'utilisais, à cause du traitement récent par laser. Une goutte de ce collyre instillée avant le coucher le 10 août a abaissé la pression à 13 mm Hg le 11 août ; ma vue s'est éclaircie et j'ai poussé un ouf de soulagement. Mais c'était sans compter avec le génie de la pression intraoculaire. Elle est remontée en février 2004 et a atteint le chiffre record de 45 mm Hg le 10 mai ; elle s'est maintenue à plus de 40 pendant quatre mois sans possibilité de traitement par laser dans des délais raisonnables (Cf. traitements par laser). Cette situation a entrainé une détérioration plus prononcée de ma vision qui n'a pas été récupérée. Ainsi, j'ai été victime du sous-développement sanitaire caractérisé par l'insuffisance de services spécialisés.

A partir des années 2008-2009, il y a eu des périodes au cours desquelles ma vue se brouillait puis s'éclaircissait avec une bonne acuité visuelle. Lors des différents contrôles, l'acuité visuelle pouvait varier de 9/10 à 5/10. Selon mon médecin de la clinique COLASER de Dakar, dans le glaucome, les cellules rétiniennes peuvent fonctionner en « On » et en « Off » (comme un interrupteur) à cause de la lésion du nerf optique. Quand elles sont en « On », la vision s'améliore pendant une durée qui varie selon les patients ; quand elles sont en « Off », elle se brouille. Mais quand la vue se brouille, il faut vérifier s'il n'y a pas une élévation de la pression intraoculaire. Parallèlement, mon champ visuel (vision périphérique ou espace visuel) s'est aussi progressivement rétréci. Par prudence, en fin 2011, j'ai arrêté la conduite des véhicules automobiles.

Après la synéchotomie en avril 2016, ma vue a été très améliorée mais elle s'est un peu dégradée en octobre 2017. Je m'en suis aperçu parce que je percevais des « grains de sable » sur un sol carrelé propre ou sur une feuille de papier. Mon ophtalmologue de COLASER n'a rien trouvé de particulier au contrôle. Trois mois plus tard, ce phénomène persistait et il a dû m'annoncer la mauvaise nouvelle, à savoir que cette altération traduisait une évolution de la lésion du nerf optique. Cependant, le fait que je n'ai pas encore perdu la vue après plus de cinquante ans d'évolution de mon glaucome juvénile, même si je suis aujourd'hui un handicapé visuel, peut rassurer les patients dont le glaucome est apparu après la quarantaine ; ils peuvent en plus compter sur des médicaments efficaces qui n'existaient pas au début de mon glaucome. Quant à moi, je continue le combat contre la cécité à plus de 74 ans et je croise les doigts. Enfin, je clos ce chapitre par quelques anecdotes relatives à ma trajectoire de santé oculaire.

LES ANECDOTES RELATIVES AUX MALADIES OCULAIRES

Il faudrait tout un chapitre pour relater les différentes anecdotes que j'ai vécues. A l'hôpital les Quinze-Vingt de Paris, je rappelle le changement de médecin traitant lors de mon évacuation sanitaire. Le professeur chef de service, après m'avoir reçu en consultation, devait m'opérer lui-même. J'avais refusé d'être opéré par un de ses assistants quand elle a demandé mon avis. Mais c'est l'un d'entre eux qui m'a opéré sans même que je n'aie été prévenu de ce changement. J'étais persuadé que ce changement désinvolte ne se serait pas produit sans mon consentement si je n'étais pas un Africain. Dans ces conditions, j'aurais pu être opéré par un ophtalmologue peut-être moins expérimenté que celui qui m'avait fait évacuer, ou même, par un interne à qui j'aurais encore servi de cobaye. C'est pour ces raisons qu'à mon retour au pays, malgré le bon déroulement des opérations oculaires, j'ai adressé un courrier au professeur. Je l'ai d'abord remercié pour les soins reçus dans son service avant de lui notifier l'objet de ma frustration mentionné ci-dessus. J'avais insisté sur le fait que je n'avais pas été prévenu du changement de médecin. Je lui ai fait remarquer que mon pays avait consenti un grand sacrifice financier pour m'offrir les meilleurs soins à l'étranger. J'avais estimé que cette protestation polie mais ferme pourrait bénéficier à d'autres patients de ma condition pour qu'ils ne servent pas de cobayes à des médecins stagiaires. Le professeur n'a pas donné suite à mon courrier, mais son adresse était bien précise pour qu'il lui parvienne.

A l'Institut du glaucome, une fois, mon médecin traitant (le chef de service) a chargé une de ses collaboratrices pour m'appliquer le laser ; j'ai été convaincu que cette dernière était notoirement raciste. Elle devait m'examiner auparavant, étant donné qu'elle ne me connaissait pas en tant que patient. D'abord, j'ai été étonné de devoir payer encore le coût de sa consultation qui n'en était vraiment pas une (elle s'était contentée de regarder mes yeux sans aucun instrument). L'après-midi du rendez-vous, en attendant mon tour, je l'entendais expliquer patiemment certains aspects du glaucome au patient de peau blanche qui m'avait précédé. Elle lui a dit, entre autres, que le simple fait de toucher l'œil pouvait faire varier la pression intraoculaire. Je m'étais dit que c'était un médecin très empathique. A la fin de mon tour de « consultation », je lui ai demandé combien de séances de laser un œil pouvait-il supporter, car j'avais commencé à m'inquiéter de leur répétition. Mais elle m'a répondu sèchement: « Je suis chargée de vous faire un laser, un point, c'est tout ». Je suis ressorti sans rien dire. Cependant, je lui aurais dit beaucoup de choses si « je n'avais pas mes doigts dans sa bouche ». Je lui aurais demandé en particulier si elle avait un « problème de couleur », comme réagissait l'acteur noir Eddie Murphy contre les racistes blancs.

A l'hôpital Lariboisière de Paris où je devais faire un examen spécialisé, une infirmière « blanche » provoqua un incident. Après avoir payé le coût de l'examen, je m'étais rapproché d'elle pour me faire enregistrer. Mais elle m'a renvoyé sèchement dans la salle d'attente. Cette scène avait eu pour témoins quelques patientes de « couleur », (désignation des Noirs par les européens, comme si leur couleur dite blanche n'en était pas une). Ces dernières manifestèrent ouvertement leur irritation pour son comportement irrespectueux à mon égard. Après une attente assez longue, lorsque l'infirmière est venue dans la salle d'attente, je me suis rappelé à son souvenir et, à la surprise générale, elle m'a dit que le médecin qui devait me faire l'examen était parti ! Mes « sœurs » de circonstance « achetèrent ma bagarre ». Elles s'en prirent violemment à elle ; elles lui rappelèrent avec véhémence que c'était elle qui m'avait dit d'attendre là où je me trouvais. Elle s'est confondue en excuses et m'a donné un autre rendez-vous, mais le mal était déjà fait. Cependant, lorsque je suis revenu, le médecin en question s'est excusé.

Les anecdotes ci-dessus soulèvent un pan des difficultés et des désagréments que peuvent rencontrer les patients en quête de soins. Mais il serait injuste de passer sous silence les soutiens et les chances qui peuvent jalonner leur parcours. Pour ma part, je mentionne, entre autres, mon accès facile aux services d'ophtalmologie, la solution fortuite à l'impasse due au traitement à la pilocarpine, le soutien des compatriotes étudiants de ma promotion pendant une longue hospitalisation, le soutien maternel de l'épouse d'un voisin de chambre sénégalais pendant mon immobilisation lors du décollement choroïdien au CHU de Dakar, etc. Bien sûr, j'aurais voulu être épargné de tous ces maux et avoir une vision normale, mais je vis à côté de personnes aveugles et par conséquent, j'ai des motifs de rendre grâce et gloire à Dieu.

CHAPITRE V

LES MALADIES DIGESTIVES ET APPARENTÉES

Le chapitre V traite de ma constipation chronique et de ses complications, de l'occlusion intestinale, de la fistule anale et des hernies inguinales. Le cancer du colon, bien qu'étant une maladie digestive, sera traité dans le chapitre des cancers.

LA CONSTIPATION CHRONIQUE

Le début brusque de ma constipation chronique remonte à octobre 1965, à la rentrée scolaire de la classe de seconde (1965-1966) au Lycée Philippe Zinda Kaboré de Ouagadougou. L'infirmier de l'établissement m'a fait boire des litres de sulfate de magnésium, puis de l'huile de ricin épaisse, fade, difficile à avaler et qui donnait la nausée, y compris des tablettes de chocolat à sucer. Je m'en souviens parfaitement parce que je n'aimais prendre aucun de ces produits, mais je n'avais pas d'autres choix. Je me rappelle aussi de mes congés de Noël en décembre 1965 à Bobo-Dioulasso ; j'ai souffert d'une constipation opiniâtre de plusieurs jours et un camarade m'a soulagé avec des « pilules Carter ». Ma constipation était ainsi passée à la chronicité.

A l'université de Dakar, j'ai bénéficié de mon premier lavement baryté le 10 mai 1969, à la recherche d'une étiologie de ma constipation chronique (c'était au cours de l'année universitaire blanche 1968-1969). L'examen a révélé un dolichocôlon (un colon trop long) qui est responsable de constipation et peut provoquer aussi des douleurs abdominales, des ballonnements et un syndrome occlusif. Depuis mon arrivée à l'université jusqu'en 1995, j'ai régulièrement pris des laxatifs. Dans mon premier poste de travail dans les années 80 à Gaoua, une dame m'avait préparé une grande quantité de jus de tamarin censé combattre la constipation, mais il n'avait eu aucun effet sur moi.

Cependant, ma constipation a été réduite de façon transitoire à trois reprises. D'abord en 1983, lorsque j'ai séjourné pendant environ cinq mois dans une cité universitaire de l'école de santé publique de l'université de Boston (États-Unis d'Amérique). J'avais eu l'opportunité de consommer beaucoup de crudités, de boire du chocolat chaud à volonté et de faire du jogging. J'avais alors beaucoup d'appétit et j'avais pris jusqu'à deux kilogrammes. Mais la constipation a repris droit de cité dès mon retour au pays et j'ai perdu ce gain de poids.

Ma constipation a été à nouveau réduite à Atlanta (États-Unis d'Amérique) en 1988, par les mêmes mesures hygiéno-diététiques associées à un demi-régime végétarien.

La dernière réduction, de quelques années, s'est produite après l'opération de mon cancer du colon gauche en juin 1997 ; le colon avait été amputé de plusieurs dizaines de centimètres. Les quelque trois ans qui ont suivi cette intervention, certains fruits que je consommais auparavant pour combattre la constipation (mangues et papayes bien mures) accéléraient plutôt mon transit intestinal. Puis la constipation s'est réinstallée avec tous ses symptômes, malgré les mesures hygiéno-diététiques et j'ai dû reprendre, malgré moi, les laxatifs avec leur lot d'effets indésirables (ballonnements, douleurs abdominales, épisodes diarrhéiques...). Ma constipation est de moins en moins contrôlée par les laxatifs, sans doute à cause de l'âge. Avec mon antécédent d'occlusion intestinale (Cf. paragraphe suivant), je ne peux m'empêcher d'y penser quand la constipation dure plusieurs jours. Mon appétit varie selon mon confort digestif. L'inconfort abdominal, la prise de laxatifs avec leurs effets indésirables et d'autres symptômes altèrent la qualité de vie. Cependant, la prise régulière de laxatifs ne m'a pas évité les complications de la constipation.

Les complications

Ma constipation chronique a provoqué les complications suivantes : un fécalome, des hémorroïdes et des fissures anales.

Le fécalome

A l'université, j'ai eu un fécalome dans les années 75, une véritable petite pierre rugueuse. Ce fécalome m'avait surpris, car je ne l'ai constaté qu'au moment de la défécation. J'ai dû me faire « accoucher » par un collègue en évitant un délabrement de l'anus. La douleur a été très vive et a longtemps persisté après cette selle particulière.

Les hémorroïdes et les fissures anales

Les hémorroïdes ont précédé les fissures anales, mais elles ont coexisté par la suite et pendant longtemps, j'ai confondu les deux symptômes. Les hémorroïdes sont apparues à l'université malgré la prise régulière de laxatifs et j'ai souffert de nombreuses crises. En effet, il y a toujours des phénomènes d'échappement dans le traitement par les laxatifs et une selle dure vous surprend et provoque une crise hémorroïdaire.

Dans les années 80 à Gaoua, j'ai eu une crise extrêmement douloureuse que j'avais considérée comme une crise hémorroïdaire ; mais avec le recul, il s'agissait plutôt d'une crise fissuraire, car elle était survenue à distance des selles et elle a failli finir de façon tragique. Il faut savoir que la région recto-anale est très douloureuse parce qu'elle est riche en fibres nerveuses. Au cours de cette crise survenue dans l'après-midi, j'ai essayé un bain de siège à l'eau glacée mais sans succès ; j'ai pris ensuite un somnifère vers 16 heures mais je n'ai pas pu dormir. Comme la douleur vive ne diminuait pas, je me suis fait injecter par un confrère, une ampoule de fortal (un médicament puissant contre la douleur, retiré du marché depuis février 2005). Je me suis alors endormi très profondément. J'ai été réveillé, vers vingt heures, par un cousin qui a dû entrer dans ma chambre à coucher parce que je ne répondais pas. Il a avoué que mon aspect sur le lit l'avait beaucoup inquiété, pour ne pas dire qu'il me croyait mort. Je me suis réveillé, sans aucune douleur, mais je me suis senti anormalement léger. J'ai compris que cette association médicamenteuse aurait pu me faire passer de vie à trépas.

Dans l'incapacité de venir à bout de ce que je qualifiais de crises hémorroïdaires, j'ai suivi les conseils d'un ami sur la question pendant que j'étais en congé au village, en septembre 1982. Il m'a recommandé le médicament d'un tradipraticien qui l'aurait débarrassé de ses hémorroïdes. Malgré mon statut de médecin, je me suis dit que je ne perdais rien à l'essayer, mais j'avais eu tort. Le tradipraticien a commencé par me réclamer vingt mille francs CFA avant le début du traitement. Cette propension pour l'argent m'avait fait tiquer, car la plupart d'entre eux soigne d'abord le patient avant de parler d'honoraire. Il m'a préparé une décoction d'écorces fraîches que je devais « boire à volonté », donc sans dose. Celle-ci était si amère que j'ai dû ajouter du soda. En patient docile, j'en ai bu une grande quantité. Quelques heures plus tard, j'ai ressenti une faiblesse générale et j'entendais des cloches sonner dans ma tête. J'ai pris peur en me demandant comment cela allait se terminer. Puis j'ai pensé à mes reins et mon inquiétude s'est accrue, car l'ingestion incontrôlée de breuvages à base de feuilles, d'écorces ou de racines est responsable d'un nombre non négligeable d'insuffisance rénale aiguë. Je m'en suis bien tiré et ce breuvage a été complété par une poudre amère à boire et qui provoquait une faiblesse dans les cuisses. Finalement, le traitement a été un échec.

Les crises hémorroïdaires et/ou fissuraires se sont poursuivies. Au mois de février 1994, pour la seconde fois, un cousin m'a recommandé un autre tradipraticien qui l'aurait guéri de ses hémorroïdes ; il se trouvait dans un village situé près de Ouagadougou. Le traitement consistait à se laver le matin avec de l'eau de feuilles médicinales bouillies dans un petit canari fourni par le tradipraticien ; il comportait deux cures de cinq jours chacune. Après mon expérience passée, je me suis soumis aux deux cures prescrites dès lors qu'il ne s'agissait plus d'ingérer le produit. Le traitement était assez contraignant parce que le médicament devait être bouilli au feu de bois dans la cour, au petit matin ; c'est mon épouse qui a souffert de ce rite mystique en ce mois de froid. Mais ce traitement aussi a échoué. Contrairement au premier tradipraticien, le second n'avait pas fixé d'honoraire. J'ai ramené le canari en m'acquittant d'un honoraire laissé à ma discrétion ; je me suis abstenu de lui dire que le traitement ne m'avait pas réussi. Quelques mois après, j'ai eu une vraie crise hémorroïdaire avec une thrombose (formation d'un caillot de sang dans une hémorroïde).

Après l'échec du dernier traitement traditionnel et les crises se répétant fréquemment, les fissures anales ont été diagnostiquées et opérées le 04 juin 1994. Depuis lors, je n'ai plus souffert de crises douloureuses dans la sphère ano-rectale. J'ai été ainsi convaincu qu'à un moment donné, je souffrais plus des fissures que des hémorroïdes.

L'OCCLUSION INTESTINALE AIGÜE

Je m'étais levé dans la matinée du samedi 11 février 2012 sans aucun problème abdominal puis je m'étais recouché. Peu après, j'ai ressenti une vive douleur au creux épigastrique. Après l'opération de mon cancer du colon en juin 1997, j'avais parfois des douleurs abdominales, mais elles n'étaient ni aussi vives ni localisées à cet endroit (Cf. chapitre VII). J'ai pris un médicament et je me suis recouché ; mais la douleur a persisté et pire, elle a augmenté d'intensité. J'ai pensé de prime abord à une douleur pancréatique. Vers onze heures, j'ai vomi le peu de soupe que j'avais bue. Je me suis ensuite rendu aux toilettes mais je n'ai émis ni selle ni gaz ; j'ai tout de suite posé le diagnostic d'un syndrome occlusif. Je me suis fait conduire dans une clinique ; au service de garde, j'ai vomi pendant qu'on m'examinait. La radiographie de l'abdomen sans préparation a confirmé l'occlusion intestinale. J'ai été hospitalisé et mis sous aspiration gastrique du samedi après-midi au lundi 13 février. Les deux premières journées ont été particulièrement pénibles. La première sonde nasogastrique s'est avérée inefficace puisque j'ai continué de vomir. J'ai failli être étouffé lorsqu'on a voulu placer, sans succès, une sonde de plus gros calibre ; on est revenu au calibre précédent. Cette sonde a traumatisé ma narine gauche et j'en garde toujours une cicatrice. L'occlusion n'ayant pu être réduite, j'ai été opéré dans l'après-midi du 13 février. La laparotomie (ouverture chirurgicale de l'abdomen) révéla une occlusion intestinale par bride péritonéale, une conséquence de l'opération de juin 1997. Ce mécanisme de l'occlusion m'a évité une seconde résection intestinale, ce qui a été une consolation dans mon infortune.

J'ai passé sept nuits à la clinique. Lorsqu'on a retiré la sonde urinaire ; j'ai commencé à ressentir une vive douleur à type de brûlure à la miction. L'infirmier major signala un cas similaire dans le service. Le jour de ma sortie de la clinique, j'étais hyper hydraté par les perfusions et donc œdématié ; mes cuisses et mes mollets étaient enflés. Heureusement, les œdèmes ont fondu de façon spectaculaire quand j'ai repris mon traitement au diamox (à effet diurétique) contre mon glaucome, traitement que j'avais suspendu à cause de la sonde nasogastrique. Par ailleurs, après ma sortie de la clinique, j'ai dû faire plusieurs consultations urologiques dans la même clinique ; l'urétrite s'était compliquée d'une incontinence urinaire en position orthostatique (position debout) durant toute une semaine avant de disparaître. La douleur mictionnelle due à l'urétrite a entaché ma convalescence. L'incontinence urinaire en particulier m'a causé un grand traumatisme psychologique à l'idée qu'elle pourrait être permanente. Les problèmes urinaires survenus après les opérations des hernies et de l'occlusion intestinale soulignent l'importance de la qualité des soins infirmiers. Dans les deux cas, les services concernés n'ont pas pris le soin de rechercher une infection nosocomiale (contractée à l'hôpital). J'ai connu des hommes chez qui des infections urétrales postopératoires ont entraîné des rétrécissements urétraux les obligeant à porter à vie une poche urinaire externe.

Certains lecteurs se demanderont pourquoi traiter de l'occlusion intestinale « aigüe » dans le cadre des maladies chroniques. Certes, de prime abord, elle n'en est pas une, mais son mécanisme de survenue (par bride) lui confère ce caractère puisqu'elle est susceptible de récidiver. J'ai compris, après cette occlusion, pourquoi un confrère du secteur privé m'avait confié qu'il avait abandonné la pratique médicale à cause de « ses brides à répétition ». Je ne suis donc pas encore sorti de l'auberge et cela constitue une épée de Damoclès suspendue au-dessus de ma tête. Aujourd'hui, une constipation persistante m'inquiète parce qu'elle me fait craindre un début d'occlusion intestinale qui n'est pas toujours bruyante, surtout chez les personnes âgées dont j'ai rejoint le clan.

Enfin, j'ai été d'autant plus traumatisé par cette occlusion qu'elle était survenue dans un contexte de deuil familial, ce qui ressemblait à un acharnement du sort. Toutefois, j'avais encore rendu grâce à Dieu dans la mesure où elle aurait pu survenir au village que j'avais quitté deux jours auparavant. Une autre raison de remercier Dieu a été qu'elle était survenue la veille d'un voyage à l'étranger de mon épouse ; elle l'a annulé pour m'assister. De même, ma fille qui avait pris son congé annuel a aussi annulé son projet de voyage. L'hospitalisation m'a réconforté sur le plan des relations humaines. J'ai été surpris par le défilé de visiteurs y compris des personnes que j'avais perdues de vue ; pourtant, nous avions évité d'alerter nos proches. Il y a eu aussi de nombreux appels téléphoniques. L'affiche « Visites interdites » semblait inciter chacun à me voir, car cette interdiction n'est pas toujours comprise comme un moyen de permettre au malade de se reposer, mais plutôt comme l'indication d'un état grave voire critique. Durant plusieurs jours après ma sortie de la clinique, la maison n'a pas désempli et personne ne venait les mains vides. J'ai été davantage convaincu que la solidarité dans le malheur reste notre plus grand trésor.

LA FISTULE ANALE

En mai 2010, j'ai cru que des hémorroïdes s'étaient extériorisées à cause d'un bourrelet externe à la marge anale, mais le passage des selles n'était pas douloureux. Les traitements médicaux n'ont eu aucun effet. Une consultation a révélé le début d'une fistule anale qui imposait un traitement chirurgical. J'ai été opéré le 19 mai 2010, sous anesthésie par voie rachidienne. Après l'effet de l'anesthésie, j'ai ressenti de vives douleurs. Le chirurgien ne m'avait pas placé une sonde urinaire et j'ai eu une rétention aigüe d'urine dans l'après-midi de l'intervention. J'avais commencé à trembler de tout mon corps avant que l'équipe de garde ne vienne me soulager par un sondage urinaire en urgence. Alors que cette opération devait se faire en hôpital de jour (entrée le matin et sortie le soir), cet incident a amené le chirurgien à me garder la nuit pour s'assurer que je pourrais uriner normalement, car la sonde avait été immédiatement retirée. Dans la nuit, la douleur et un ballonnement abdominal importants m'ont empêché de dormir ; je n'ai pris aucun repas durant les 24 heures. Cet incident a aussi gonflé la facture de soins. Les suites opératoires ont été très douloureuses et la cicatrisation lente ; le chirurgien m'a fait plusieurs applications de nitrate d'argent. Trois ans après l'opération dont je me souviendrai toujours, j'ai reçu un appel téléphonique d'un étudiant qui m'a poliment demandé si je voulais bien répondre à une question dans le cadre d'une enquête. Il voulait savoir si je n'avais pas d'incontinence anale après l'opération de ma fistule. C'est ainsi que j'ai su que le chirurgien avait omis de me notifier ce risque de complication.

LES HERNIES INGUINALES

J'ai longtemps supporté ma hernie inguinale bilatérale. Lorsque j'ai commencé à ressentir de la gêne, je me suis fait opérer le samedi 21 mars 2009, sous rachianesthésie. J'ai passé trois nuits à la clinique, avec des garde-malades improvisés dans la journée, malgré la discrétion qui avait entouré mon hospitalisation. En l'absence de mon épouse, je n'avais pas pu empêcher ma fille aînée de passer la nuit à mes côtés ; cela l'obligeait à continuer le matin, directement à son lieu de travail, sans passer par la maison. Mais l'envers de cette discrétion a été que l'un de mes confrères était venu me voir, tout paniqué, car il aurait appris que j'avais fait une « crise », le mot crise laissant tout supposer (crise cardiaque, accident vasculaire cérébral…). Je suis sorti de la clinique avec une inflammation de l'urètre très douloureuse, accompagnée d'hématurie (sang dans les urines) ; elle était due à la mauvaise manipulation de la sonde urinaire. Cette complication a perturbé ma convalescence après une opération qui semblait banale. En outre, le fil de suture est toujours palpable au niveau des deux aines. Enfin, je me demande aujourd'hui si mes hernies n'ont pas été favorisées par mes efforts de défécation à cause de ma constipation chronique, car je suis plutôt du genre tonique.

CHAPITRE VI

LES DOULEURS NEUROPATHIQUES

L'histoire de la maladie

Les premiers signes de la maladie sont apparus dans les années 1970, sous forme d'une sensation de chaleur ou de brûlure à la face antérieure des deux jambes. A ma troisième année de médecine, j'ai consulté un professeur français de neurologie pour un échauffement du vertex (sommet du crâne), car j'avais craint un surmenage. Les sensations de chaleur et de brûlure, d'abord limitées aux jambes, ont persisté durant tout mon cursus universitaire et pendant une partie de ma vie professionnelle. Elles étaient exacerbées en fin de journée et étaient insensibles aux analgésiques habituels comme le paracétamol et au complexe vitaminique B dont j'ai consommé une grande quantité.

L'évolution de la maladie

Les sensations de brûlure ou de chaleur sont remontées dans les cuisses au cours des années 90. Mais à ce niveau, j'étais incapable de dire s'il s'agissait de chaleur, de brûlures superficielles ou de myalgies (douleurs musculaires). Ces sensations se sont étendues et accentuées progressivement ; elles ont atteint leur apogée au début de janvier 1993. Un jour, alors que j'étais au bureau, une bouffée de chaleur a envahi tout mon corps puis j'ai ressenti des brûlures superficielles qui ont provoqué un malaise généralisé. Dès le mois de mars

1993, j'ai commencé à ressentir, de temps en temps, une hyperesthésie (hypersensibilité) aux paumes des mains et aux plantes des pieds, un léger engourdissement des mains et même une douleur épigastrique. L'hyperesthésie était difficile à décrire : je peux dire que je « sentais » mes paumes et mes plantes des pieds sans les toucher. Au cours d'un voyage au début du mois d'octobre, les sensations de brûlure se sont intensifiées, avec en plus, un échauffement épigastrique et une impression de fièvre ; je me suis appliqué un traitement antipaludique qui n'a apporté aucune amélioration.

Malgré les traitements suivis, au début du mois d'octobre 2007, il y a eu une exacerbation des symptômes. En octobre 2011, j'ai consulté à nouveau un neurologue à Dakar, car mon état avait empiré. En plus des signes décrits ci-dessus, je ressentais des picotements, des piqûres, des fourmillements aux mains et aux pieds. J'avais aussi des crampes aux mollets et aux orteils, ce qui traduit une composante motrice de la neuropathie. En février 2014, les brûlures se sont étendues au tronc, à la tête (visage, lobes des oreilles), au niveau du cuir chevelu et j'avais parfois l'impression d'avoir des mouches sur les cheveux. D'autres troubles sensitifs sont apparus ; ainsi, il m'arrivait d'avoir une sensation de froid sur un point de la peau comme si mon vêtement était mouillé à cet endroit. Par ailleurs, j'avais constaté un trouble de la sensibilité au niveau des paumes des mains; ces dernières étaient plus sensibles à l'eau chaude que le reste du corps. Or, il est bien connu que les mères bien averties apprécient la température de l'eau de bain d'un bébé avec le coude et non avec la paume de la main qui ressent une température inférieure à la température réelle. Enfin, j'ai même eu deux à trois « décharges électriques » (douleur fulgurante brève). En résumé, jusqu'à ce jour, mon corps n'est plus « silencieux », contrairement à une autre définition de la santé qui est : « La santé est le silence du corps ». Certaines personnes jugent que cette définition est macabre, mais je trouve qu'elle traduit à merveille le bien-être corporel, car on ne sent pas la partie du corps dont on ne souffre pas ; dans le cas contraire, on s'en plaint. En effet, je me souviens encore des plaintes des patients au cours des consultations au Centre hospitalier universitaire de Lomé ; au lieu de dire qu'ils avaient mal au ventre, ils disaient : « C'est mon ventre qui me dérange ». Moi, c'est tout mon corps qui me dérange.

Les examens complémentaires

A l'occasion d'un congé en Côte d'Ivoire en février 1991, un professeur français de neurologie du Centre hospitalier universitaire de Cocody d'Abidjan m'a fait faire un électromyogramme; cet examen permet d'enregistrer et d'analyser la conduction de l'influx nerveux dans certains nerfs jusqu'à un muscle ; il était normal. En fin octobre 1993, les douleurs épigastriques ayant fait soupçonner un ulcère gastroduodénal ou une douleur d'origine pancréatique, une gastroscopie (endoscopie de l'estomac) à l'hôpital Yalgado Ouédraogo a conclu à l'existence d'un ulcère pylorique tandis que l'échographie du pancréas était normale. Poursuivant la recherche d'une atteinte musculaire, mon neurologue de Ouagadougou m'a ordonné un autre bilan que j'ai effectué en mai 1994: un second électromyogramme et un dosage des enzymes musculaires dont les taux s'élèvent en cas de souffrance musculaire ; tous les résultats étaient normaux. A la consultation d'un autre neurologue à Dakar en 2011, ce dernier a effectué un troisième électromyogramme et a conclu à une « neuropathie périphérique » (maladie due à des lésions du système nerveux périphérique) ; il ne s'agissait donc pas d'un simple fonctionnement anormal du système nerveux autonome comme le disaient d'autres neurologues (dysfonctionnement neurovégétatif). Cependant, ce diagnostic n'évoquait aucune étiologie et je n'ai pas de facteurs habituels de risques (alcoolisme, diabète, antécédent de zona...). En mai 2017, j'ai consulté à nouveau un neurochirurgien à Dakar ; il a demandé une imagerie par résonance magnétique du rachis cervical. L'examen a révélé une compression de la moelle épinière à ce niveau par des arthroses, entraînant une myélopathie (maladie de la moelle épinière), ce qui retentit sur les nerfs périphériques. On venait donc de trouver une étiologie (une cause) de mes douleurs. Mais de quand date cette myélopathie puisque les premiers signes sont apparus depuis plus de quarante-cinq ans ?

Le traitement

Dès le stade d'une sensation de chaleur ou de brûlure à la face antérieure des deux jambes dans les années 70, le service médical de la cité universitaire m'a prescrit de la vitamine B12 à plusieurs reprises. A ma troisième année de médecine, le professeur de neurologie que j'avais consulté à cause de l'échauffement du vertex m'a mis sous un tranquillisant à faible dose pendant quelques jours. Je me souviens aussi qu'au début de l'année universitaire 1974-1975, une infirmière du service de santé de la cité universitaire m'a donné une boîte d'une douzaine d'ampoules de vitamine B12 pour le même symptôme; elle m'a laissé le choix de les prendre par voie injectable ou par voie orale et naturellement, j'ai choisi la seconde. Lorsque j'ai été imprégné du médicament après plusieurs jours de traitement, j'ai eu des nausées tenaces mais je n'ai pris aucun médicament contre ces nausées. Je me suis mis à sucer des bonbons amers, à boire du café sans sucre alors que d'habitude, je n'en prenais pas. J'ai même pensé à fumer de la cigarette, mais je n'ai pas osé franchir cette ligne rouge. Cet état nauséeux a duré plusieurs jours mais sans vomissement. Depuis ce temps, je comprends mieux que tout homme, par l'expérience, la grande souffrance des femmes qui ont des nausées suivies ou non de vomissements en début de grossesse ; elles méritent d'être choyées durant cette période difficile.

Le neurologue d'Abidjan, après l'électromyogramme normal en février 1991, m'a prescrit du tégretol, un médicament qui était surtout utilisé dans le traitement de l'épilepsie mais indiqué aussi dans celui des douleurs neuropathiques. J'ai suivi ce traitement pendant au moins six mois, sans résultat.

Après le déclenchement des brûlures généralisées en 1993, un neurologue de l'hôpital Yalgado Ouédraogo m'a prescrit un tranquillisant en gouttes, associé encore à un complexe de vitamines B. Le neurologue m'a conseillé de chercher à m'occuper en cas d'insomnie au lieu de rester couché. Ce médicament m'a beaucoup soulagé, mais il provoquait de la somnolence. En septembre 1993, j'ai arrêté ce traitement parce que son efficacité avait beaucoup diminué. Le 14 octobre 1993, un autre neurologue du même hôpital m'a prescrit un antidépresseur indiqué aussi dans les douleurs neuropathiques, en association avec un autre tranquillisant. Au début de ce nouveau traitement, j'ai beaucoup souffert des effets indésirables prononcés de l'antidépresseur, notamment la sécheresse de la bouche. Je me souviens que j'avais terminé difficilement mon discours d'ouverture d'un atelier international à Ouagadougou, car ma langue ne tournait plus dans ma bouche faute de salive. La douleur épigastrique a été traitée comme un ulcère pylorique après la gastroscopie d'octobre 1993, mais sans résultat. En fait, cette douleur était liée aux douleurs neuropathiques généralisées et disparaissait avec leur sédation. En fin novembre 1993, devant la persistance des douleurs, mon neurologue a changé le tranquillisant initial, toujours en association avec l'antidépresseur ; cette nouvelle association m'a procuré un grand soulagement nonobstant ses effets indésirables. J'ai poursuivi ce traitement jusqu'en 1995. Lorsque j'ai voulu l'arrêter progressivement en août 1995, selon le protocole, je me suis aperçu que j'avais développé une dépendance vis-à-vis de ces produits ; j'ai passé deux nuits blanches consécutives. Mais en octobre 1995, trois jours après un traitement oculaire par laser effectué sous anesthésie locale en France, j'ai eu un sommeil normal sans ces produits ; j'en ai profité pour arrêter le traitement. Les brûlures et l'hyperesthésie ont pratiquement disparu pendant quelques années sans médicaments, mais j'ai dû reprendre le traitement en juillet 1998. Tout s'était passé comme si mes douleurs abdominales liées à mon cancer du colon, en 1996 et 1997, avaient éclipsé les douleurs neuropathiques (Cf. chap. VII).

En début d'octobre 2007, après une exacerbation des symptômes sous le traitement en cours, mon neurologue de Ouagadougou m'a prescrit deux tranquillisants à la fois (en comprimés et en gouttes) mais sans l'antidépresseur. J'ai gardé ce traitement jusqu'en 2011. Toutefois, je modulais les prises selon l'intensité des brûlures pour minimiser leurs effets indésirables (réduction des doses, suppression des prises certains jours) bien qu'il n'existait pas de jours de « zéro douleur ».

Après le diagnostic de neuropathie périphérique en 2011, le nouveau neurologue m'a remis sous le même antidépresseur en gouttes associé à un complexe vitaminique B1B6 en comprimés et à la vitamine B12 injectable. Malgré les nombreux effets indésirables de l'antidépresseur et ses risques que je connaissais déjà, surtout chez les personnes âgées dont je faisais désormais partie, j'ai suivi le traitement pendant plusieurs mois avant de l'abandonner et de revenir aux deux tranquillisants que je prenais auparavant, car le bénéfice que je tirais de l'antidépresseur était peu évident.

En 2013 à Ouagadougou, un autre neurologue a reconduit le traitement aux deux tranquillisants. En outre, il m'a expliqué que les douleurs neuropathiques peuvent être un syndrome paranéoplasique, c'est-à-dire liées à un cancer. Aussi, en 2015, mon urologue avait-il émis l'hypothèse selon laquelle je pourrais en être guéri après le traitement du cancer de la prostate, cela n'a pas été le cas (Cf. chapitre VII). Mais cela me paraissait peu probable parce que mes douleurs avaient commence depuis les années 70, bien avant la détection des cancers du colon en 1997 et de la prostate en 2015.

Suite au diagnostic de myélopathie en 2017, le neurochirurgien m'a prescrit le même antidépresseur en gouttes auquel il a ajouté un anti inflammatoire et un antalgique puissant. Le soir où j'ai pris l'antalgique pour la première fois, j'ai dormi d'un sommeil profond et d'un trait jusqu'au matin ; je me suis réveillé sans douleur, mais j'étais instable sur mes jambes. Je n'ai supporté ni l'antalgique qui provoquait en plus un obscurcissement de ma vue et me donnait des étourdissements ni l'antidépresseur. Le neurologue a reconduit l'un des deux tranquillisants que je prenais auparavant ; c'était presqu'un aveu d'échec. Par ailleurs, il m'a prescrit vingt séances de rééducation pour renforcer les muscles des quatre membres et du cou. Il m'a informé qu'une opération pourrait s'avérer nécessaire si la compression progressait, ce qui se traduirait par une aggravation de mon état. Ainsi, j'ai une autre épée de Damoclès suspendue au-dessus de ma tête. Cette menace est d'autant plus inquiétante qu'elle n'entraînerait pas forcement la mort, mais peut-être une perte d'autonomie. Actuellement, après la rééducation, je pratique de la gymnastique en chambre, du vélo d'appartement et la marche, ce qui me fait beaucoup de bien. Il faut noter que mon neurologue burkinabè m'avait recommandé la gymnastique depuis longtemps et du reste, il ne faut pas attendre d'être malade pour « bouger ». J'ai aussi remarqué que mes douleurs cessent quand je suis en mouvements. Mes crampes ont disparu depuis quelques années et je ne sais pas si c'est sous l'effet de la prise prolongée d'un complexe vitaminique B associé à d'autres oligo-éléments. Actuellement, je prends un seul tranquillisant de façon modulée et discontinue, selon l'intensité des douleurs. Ces douleurs neuropathiques constituent en ce moment mon plus grand problème de santé au quotidien. Mon corps n'est jamais « silencieux » ; c'est un véritable casse-tête, car elles sont imprévisibles ; elles me rendent irritable, une irritabilité accentuée par les tranquillisants (l'un de leurs effets indésirables), toute chose qui retentit sur mon entourage.

CHAPITRE VII

LES CANCERS

LE CANCER DU COLON GAUCHE

L'histoire de la maladie

Le premier signe de mon cancer du colon gauche s'est traduit, au début du mois de janvier 1996, par des pets (gaz qui sort du corps par l'anus) fréquents, silencieux et inodores. Ce n'est qu'après mon traitement chirurgical que j'ai lu dans le journal « Supplément de la vie médicale » que ces pets étaient l'un des premiers signes de ce cancer. En fin janvier, la prise de médicaments à base de charbon et de levures n'a pas eu d'effet notable.

Le début du mois de mai 96 fut marqué par des selles fréquentes que j'hésite à qualifier de selles diarrhéiques, car il s'agissait en moyenne de quatre selles par jour, mais peu abondantes, associées à des coliques. Elles furent traitées comme de la diarrhée, mais le résultat a été éphémère. A la fin du mois de juin, un médecin m'a soumis à une cure de dix jours d'un produit contre les amibes suite à un examen de selles. Les douleurs abdominales ont diminué sous ce traitement avant de reprendre de plus belle, toujours sous forme de coliques localisées au bas ventre, survenant surtout le matin après le petit déjeuner. A partir du 21 juillet, un phénomène nouveau est apparu : des coliques accompagnées de faux besoins ; je n'émettais que des gaz et au mieux, une simple vidange de l'ampoule rectale sous forme de petites selles. Le 1er août, mon gastroentérologue a pratiqué une rectoscopie (endoscopie du rectum) à la recherche d'un cancer éventuel du rectum, une « saloperie » comme je le disais, car en réalité, j'avais la hantise d'un cancer digestif. Elle n'a montré que des hémorroïdes en « forme d'œufs ». J'ai été traité par un vasodilatateur en ampoules buvables pendant trois semaines. Devant la persistance des douleurs abdominales, un autre examen de selles effectué en août a trouvé un autre germe ; le traitement n'a pas eu d'effet. Le 11 septembre 1996, le même médecin spécialiste m'a prescrit un médicament contre l'amibiase intestinale; il y eut une légère amélioration de quelques jours. Le 4 octobre, un traitement contre les candidoses digestives pendant dix-sept jours a été suivi d'une accalmie des coliques, mais toujours de façon passagère. Le 22 octobre 96, j'ai eu un syndrome sub-occlusif marqué par des douleurs abdominales à type de crampes répétées et un spasme intestinal sous forme d'une nouure oblongue au flanc gauche, avec impossibilité d'émettre ni selle ni gaz. Le syndrome a duré de 23 heures à 04 heures 30 du matin et s'est terminé par deux vomissements et une débâcle diarrhéique. Le même syndrome s'est répété le 28 octobre 96, sans vomissement ; j'avais passé deux heures aux toilettes avant d'évacuer les selles. Tous ces évènements étaient rapportés à mon médecin.

En octobre, mon médecin qui avait pratiqué la rectoscopie m'a proposé de faire une coloscopie ou un lavement baryté, mais il trouvait que les conditions d'une bonne coloscopie n'étaient pas réunies. Le lavement baryté a été effectué le 31 octobre 1996. Je l'avais préparé avec une grande minutie (bouillie pendant trois jours) pour qu'il soit exécuté dans les meilleures conditions afin de déceler l'origine du mal qui me rongeait. Mais il a conclu à une « colopathie fonctionnelle », c'est-à-dire un dysfonctionnement du colon. En outre, le radiologue a suspecté une lithiase urinaire ou un gros rein à la vue d'une opacité dans l'abdomen. Une échographie abdominale et une urographie intraveineuse ont infirmé les deux hypothèses. Les douleurs sous ombilicales et rétro pubiennes ont persisté durant tout le mois de novembre, avec toujours de faux besoins de défécation. Un traitement avec un médicament antispasmodique a modérément calmé les douleurs abdominales et les faux besoins, et toujours de façon temporaire. Suite à une éosinophilie très élevée (14%) en novembre 96, mon médecin et moi avons convenu d'un traitement d'épreuve contre la bilharziose intestinale, sans succès. En décembre, nous nous étions demandé si mes troubles digestifs n'étaient pas liés au diamox et au chlorure de potassium que je prenais contre mon glaucome, mais leur suspension, avec l'avis de mon ophtalmologue, n'a pas produit d'effet sur le syndrome digestif.

J'ai entamé l'année 1997 avec les mêmes douleurs abdominales. Au cours du mois de janvier, j'ai constaté une perte notable de poids de 3,5 kg en 15 mois (octobre 1995-janvier 1997). J'ai alors pris l'initiative de faire le test de dépistage du virus de l'immunodéficience humaine (VIH) ; le résultat obtenu le 21 janvier 97 s'est avéré négatif. J'avais pris cette initiative pour ne pas mettre mes collègues médecins dans l'embarras. En effet, en ces années d'épidémie de sida, malgré ma diarrhée prolongée associée à un amaigrissement notable, ces derniers auraient pu se gêner pour me soumettre à ce test. Le test a été effectué à nouveau lors de mon hospitalisation en juin 97 en France et en février 2020 à Dakar, il est resté négatif.

Le 27 janvier 97, mon médecin m'a prescrit de l'élixir parégorique en comprimés; ce vieux médicament que j'avais connu dans les années 70 a été efficace seulement les premiers jours sur les douleurs abdominales et la diarrhée.

A partir de février 1997, les douleurs abdominales, à type de crampes ou de piqûres, sont devenues permanentes, m'empêchant parfois de dormir. Je me souviens d'une mission effectuée en ce mois de février à Dori ; je n'avais pas fermé l'œil de la nuit, car j'avais l'impression d'avoir des aiguilles dans l'abdomen; le voyage de retour jusqu'à Ouagadougou avait été un véritable calvaire. Une autre fois, en séance de travail avec le secrétaire général de la santé, mon visage s'est crispé sous le coup d'une douleur abdominale fulgurante et ce dernier qui l'avait remarqué, m'a demandé si j'avais un problème ; je lui ai répondu que tout allait bien.

En mars 1997, la maladie a pris une nouvelle tournure. Aux douleurs abdominales s'est ajoutée une véritable diarrhée faite de nombreuses selles abondantes malgré les traitements. A ces signes se sont associées des contractures passagères du colon gauche, sous forme d'une boule oblongue que je pouvais palper mais qui ne semblait pas préoccuper mes médecins qui ne la constataient pas lors de mes consultations. Le 24 mars 1997, un autre gastroentérologue m'a prescrit trois produits à prendre en association pendant quinze jours ; il n'y a pas eu d'amélioration. Après l'échec de ce lourd traitement, ce médecin a envisagé une coloscopie « avec les moyens du bord », c'est-à-dire en utilisant un simple laxatif, en l'absence sur le marché national, du produit spécifique du lavage colique pour un tel examen, ce qui n'était pas rassurant.

On dit qu'à quelque chose malheur est bon et les croyants disent que «Tout est grâce». En effet, en fin mars 1997, mon glaucome ne répondait plus au traitement médical et mon ophtalmologue, un coopérant français, avait décidé de m'évacuer en France chez le plus grand spécialiste du glaucome. Mon dossier médical d'évacuation qui était en préparation prit en compte mon problème digestif mais sans hypothèse de diagnostic étiologique. J'ai attendu cette opportunité et j'ai différé la coloscopie dont les conditions d'une réalisation correcte n'étaient pas réunies à cette époque. J'ai géré mes douleurs abdominales et ma diarrhée en attendant l'évacuation sanitaire. Mais la diarrhée avait fini par entraîner une déshydratation assez importante et une asthénie. J'avais commencé à m'asseoir sur un escabeau dans la douche pour me laver. Je pensais sérieusement que mes jours étaient comptés. Cependant, j'ai travaillé jusqu'à la veille de mon départ en évacuation sanitaire. C'est dans ce tableau clinique que je suis arrivé à Paris le 05 juin 1997.

Le diagnostic du cancer

En rappel, la cause initiale de mon évacuation sanitaire en 1997 était de traiter, à l'Institut du glaucome de la Fondation Hôpital Saint Joseph de Paris, mon glaucome qui ne répondait plus au traitement médical. A la consultation du 06 juin, l'ophtalmologue a trouvé une pression intraoculaire normale et a renoncé à la sclérectomie profonde envisagée. La consultation au pôle digestif du même hôpital avait lieu le même jour ; j'y ai été reçu par le chef du service. Il a demandé une coloscopie (examen endoscopique du colon) qui a été réalisée le 10 juin, après un régime sans résidus de trois jours et un lavage colique en externe. La coloscopie a été effectuée sous anesthésie générale par un de ses assistants, en hôpital de jour. A mon réveil, ce dernier m'a annoncé que j'avais un gros polype intestinal (une tumeur non cancéreuse à l'intérieur de l'intestin), mais qui nécessitait néanmoins une intervention chirurgicale. La découverte de la cause de mes douleurs abdominales et de ma diarrhée que je supportais de moins en moins m'avait soulagé, surtout qu'il ne s'agissait pas d'un cancer. Le même jour, l'assistant m'a fait faire une radiographie pulmonaire dans le même hôpital ; elle était normale. Ensuite, il m'a remis un bulletin pour effectuer une échographie abdomino-pelvienne qui a été réalisée dès le 11 juin. L'assistant m'a assuré que les examens d'échographie réalisés à l'hôpital étaient très fiables, mais il préférait m'envoyer dans la clinique d'une amie où le résultat serait meilleur. Cette proposition m'avait laissé perplexe, car je m'étais demandé s'il ne s'agissait pas d'un arrangement entre amis pour se faire de la clientèle. En outre, je me demandais si je pourrais supporter le coût d'une échographie dans une clinique privée située en plein cœur de Paris (Clinique du Louvre, face à la mairie du premier arrondissement de Paris). Cependant, j'y suis allé et l'amie en question a immédiatement effectué l'échographie avec une grande minutie. Il était évident qu'elle recherchait quelque chose de précis. A la fin de l'examen, elle a conclu que tout était normal. J'ai accueilli la conclusion avec un grand soulagement sans savoir ce qu'elle avait recherché. Après s'être assurée que selon son ami, je n'avais pas de couverture médicale, elle m'a libéré sans réclamer d'honoraire ; je l'ai remerciée. J'ai regretté plus tard de n'avoir pas demandé le coût de l'examen pour mieux apprécier la juste valeur de son geste généreux. Je m'en suis aussi voulu de n'être pas revenu la remercier à nouveau après mon opération, même si je lui avais été recommandé. Devant la magnanimité d'une « étrangère », j'ai été attristé par le comportement d'un « frère africain » qui m'avait tourné le dos lorsque j'ai voulu lui demander mon chemin pour rejoindre la clinique d'échographie. Comme quoi, les plus racistes ne sont pas ceux qu'on considère comme tels.

L'annonce du diagnostic

Le 13 juin, une fois muni de tous les résultats des examens paracliniques et avant de m'introduire auprès du chef de service de la chirurgie viscérale, l'assistant m'a informé que la radiographie pulmonaire et l'échographie abdomino-pelvienne étaient normales, mais que par contre, l'examen anatomopathologique du polype avait révélé des cellules suspectes ; cette annonce a ébranlé ma certitude de tumeur non cancéreuse. Le diagnostic de polype semblait si évident que je n'avais même pas pensé qu'il avait été envoyé au laboratoire de cytopathologie. Contrairement aux précautions de son assistant, le chef de service m'a dit, sans prendre de gants et en tapotant ma cuisse: « Mon cher confrère, je vais être franc avec vous, vous avez un cancer du colon gauche ». Cela m'a rappelé le jour où ayant amené un jeune cousin en consultation, le médecin lui a annoncé tout de go: « Tu as le Sida ». Cependant, comme pour tempérer son franc parler, il m'a assuré qu'on allait enlever cette « saloperie » (il avait repris mon terme) et que tout irait bien. Mais il a ajouté que ce n'est qu'après l'intervention que l'on saurait si les ganglions mésentériques étaient envahis ou non par le cancer ; dans ce cas de figure, la chirurgie serait complétée par une chimiothérapie. Sans préciser le nombre de séances nécessaires dans ce cas, il m'a communiqué deux tarifs : la séance coûtait 400 000 francs CFA à l'hôpital Saint Joseph et 100 000 francs CFA à la Croix Rouge française. Mais ce n'était pas le coût du traitement qui me préoccupait, mais plutôt l'idée même de devoir le subir éventuellement.

Mais comment ai-je vécu cette annonce? J'avais su gré à l'assistant de m'avoir ménagé en me cachant la vérité le premier jour. En effet, pendant mon hospitalisation, j'ai découvert qu'il avait eu la certitude, au cours même de la coloscopie, qu'il s'agissait d'un cancer et non d'un simple polype, car dans son compte rendu que j'ai trouvé dans mon dossier médical, il avait décrit une « tumeur bourgeonnante et saignante, manifestement maligne », c'est-à-dire cancéreuse. En outre, j'ai retrouvé dans mon dossier, mon test négatif de sérologie VIH ; on n'avait pas demandé mon avis avant de le faire et personne ne m'en a parlé. Je me suis encore souvenu d'un évacué sanitaire qui était revenu au pays avec un test de sérologie VIH positif sans en être informé. L'assistant m'avait accordé une semaine de sérénité entre la coloscopie et l'annonce du diagnostic de cancer ; c'est le diagnostic banal de polype que j'avais communiqué, en toute bonne foi et avec soulagement, à mon épouse au pays. Si j'avais appris, aussitôt après la coloscopie, la nature cancéreuse de la tumeur, en tant que médecin, j'aurais attendu avec une grande angoisse les résultats de la radiographie pulmonaire et de l'échographie abdomino-pelvienne qui recherchaient d'éventuelles métastases (extension du cancer à d'autres organes). Jusque-là, mon appréhension du cancer ayant été écartée, l'annonce de cellules suspectes dans le polype m'avait simplement contrarié et j'avais espéré que c'était une simple suspicion qui s'évanouirait. J'ai encaissé le coup à l'annonce du diagnostic terrifiant de cancer. Je me suis dit que la « saloperie » (le cancer) que je redoutais depuis longtemps m'avait finalement rattrapé. Le choc de l'annonce du diagnostic du cancer a été d'autant plus grand qu'après celui de polype avancé par l'assistant, je n'y pensais plus. En effet, le diagnostic de cancer équivaut parfois à une sentence de mort selon son stade. Mais la surprise passée, j'ai retrouvé mon optimisme puisque pour moi, toute extension du cancer à d'autres organes avait été écartée par les examens complémentaires. Par conséquent, j'avais cru que j'avais de la chance parce que son traitement chirurgical serait radical. Mais cet optimisme s'était envolé lorsque le chirurgien a ajouté que ce n'était qu'après l'intervention que l'on saurait si les ganglions mésentériques étaient envahis ou non par le cancer. J'ai dû donc attendre, anxieux, l'intervention chirurgicale pour être définitivement fixé sur mon sort. En cas d'extension du cancer aux ganglions mésentériques, je devrais me soumettre à une chimiothérapie qui a pour corolaire, des rémissions partielles (diminution ou disparition des signes de la maladie) ou une rémission complète (cellules cancéreuses non détectables) ou des récidives. Mais cette éventualité qui m'engagerait dans un traitement médical difficile m'avait laissé assez serein, moi qui suis de nature pessimiste et qui me considère comme un malchanceux. Je m'étais dit que je ne pouvais pas changer le résultat attendu et je m'étais appliqué, une seconde fois, cette formule après l'éventualité d'une cécité précoce par le glaucome : « Pourquoi craindre ce qui peut ne pas arriver ? ».

A posteriori, j'ai réalisé qu'en tant que médecin, j'aurais dû douter du diagnostic de simple polype et évoquer un cancer dès l'instant où l'assistant avait immédiatement demandé, après la coloscopie, une radiographie pulmonaire et une échographie abdomino-pelvienne. Après l'annonce du diagnostic du cancer, je me suis rendu compte, avec stupeur et même avec une certaine honte, que mon état morbide avait anesthésié mon esprit et effacé mes connaissances en médecine. Il était évident que le médecin recherchait tout simplement des métastases au niveau des organes cibles (poumons, foie, vessie…) ! De même, muré dans ma « cécité médicale » jusque là, l'annonce de cellules suspectes dans le polype m'avait simplement inquiété; cela aurait dû m'alarmer parce que les résultats des examens dans ces laboratoires sont fiables et parler de suspicion était encore une délicatesse de sa part pour ne pas me choquer. Mais finalement, ma conduite de profane en médecine m'avait soustrait à la première angoisse, celle de l'attente des résultats de la recherche de métastases par la radiographie et l'échographie.

L'intervention chirurgicale

Le chirurgien a proposé de m'opérer dans une clinique privée où il pratiquait des interventions (Clinique des Sœurs Augustine de Meaux, 16, rue Oudinot). Il m'a expliqué que son programme était chargé à l'hôpital Saint Joseph ; mais il a ajouté qu'au cas où je tenais à être opéré à l'hôpital, il me confierait à son assistant en qui il faisait entièrement confiance, car lui-même se laisserait opérer par lui. Il m'a dit que dans cette clinique, il avait son mot à dire et il pourrait m'opérer sans prépaiement tandis qu'il n'avait aucune emprise sur l'administration de l'hôpital public. Il a aussi rappelé le caractère urgent de l'opération. Dans l'attente de ma réponse, il a poussé l'amabilité jusqu'à me donner le numéro de son téléphone mobile en cas de complication avant l'opération ; il faisait allusion à une probable occlusion intestinale. Son attitude m'a remonté le moral étant donné que j'avais déjà eu deux alertes. De nouveau, j'ai été confronté à un choix comme dans le cas de l'échographie, car les tarifs des cliniques privées sont réputés être très élevés. En outre, une opération digestive n'ayant pas été prévue faute de diagnostic précis avant mon départ, il n'y avait pas eu de devis pour cet acte. Le devis émis par l'hôpital était de huit millions de francs CFA et il devait être réglé d'avance ; je ne savais pas s'il prenait en compte une chimiothérapie éventuelle. Comme j'étais pris en charge par l'État, ce devis devait suivre un long circuit avant que le règlement ne parvienne dans le compte de l'hôpital désigné au départ. Il était donc difficile d'estimer le délai de virement des fonds. Il m'a fallu deux jours pour prendre ma décision. Mais compte tenu de mes douleurs abdominales, de ma diarrhée persistante qui m'affaiblissait, du caractère urgent de l'opération et de l'incertitude concernant le délai de paiement de la caution exigée par l'hôpital, j'ai donné mon accord au chirurgien. Dès lors, les choses sont allées très vite. Le montant du devis émis par la clinique des Sœurs Augustine fut d'environ deux millions francs CFA (soit le quart de celui de l'hôpital Saint Joseph) ; elle n'a pas exigé le dépôt d'une caution et j'ai compris que mon chirurgien m'avait servi de caution. Je me suis rendu compte plus tard que ce devis relativement bas pour douze jours d'hospitalisation n'incluait pas l'honoraire du chirurgien. En effet, ce dernier m'a expliqué, après l'opération, qu'il n'avait pas le droit d'en prendre en soignant un confrère. Plus tard, il avait tenu à ce que la caisse de l'hôpital public me rembourse le coût de sa consultation de contrôle; c'était un bel exemple de respect du serment d'Hippocrate

J'ai été hospitalisé à la clinique dans l'après-midi du mercredi 18 juin 1997. A peine installé dans ma chambre, on m'a fait un prélèvement de sang, un électrocardiogramme et un lavement colique. J'ai reçu une prémédication le lendemain matin, mais je n'ai été opéré que dans l'après-midi. Il s'agissait d'une très lourde opération. Je me suis réveillé au cours de la nuit, avec une perfusion et une sonde nasogastrique. Au cours de cette première nuit après l'opération, j'ai reçu des injections de morphine pour calmer les douleurs intenses que je ressentais après la disparition de l'effet de l'anesthésie générale. Dès le matin qui a suivi l'intervention, on m'a fait asseoir dans mon lit et mon premier geste a été de téléphoner à mon épouse.

Durant les' deux nuits qui ont suivi, une infirmière de la Congrégation des Sœurs me massait quand elle venait me trouver éveillé. Je ne saurais dire si elle veillait spécialement sur moi ou si elle était simplement de garde. Lorsqu'elle a su plus tard que j'étais médecin, elle m'a demandé, apparemment inquiète, si ses prestations avaient été correctes ; je l'en ai plutôt remerciée. J'ai gardé la sonde nasogastrique pendant cinq jours ; c'était très pénible parce que ma gorge et ma narine étaient irritées. Les perfusions ont été arrêtées le sixième jour vers 18 heures et la reprise de l'alimentation a été très progressive. Elle a débuté le même soir par un bol de bouillon qui était de l'eau à peine teintée. Le lendemain, j'ai reçu du thé simple toute la journée. Le premier repas solide m'a été servi par une dame qui crut bon de me recommander de manger lentement, pour ne pas dire goulument ; je pense qu'elle savait que j'étais affamé. Dans cette clinique, le suivi intensif et les diverses prestations m'empêchaient de me reposer dans la journée. Je m'étais amusé à dénombrer au moins une quinzaine de visites quotidiennes effectuées par les différentes catégories de personnels de l'équipe de soins dans ma chambre (température, tension artérielle, surveillance de la perfusion, repas, thé…). Il y avait aussi les tournées des infirmières de garde pendant la nuit. Un soir, une surveillante, ayant constaté que je ne m'étais pas abonné à la télévision suspendue au-dessus du lit, demanda à sa collaboratrice de me la mettre en marche gratuitement. Elle avait dû conclure que je ne pouvais pas m'offrir cet abonnement (3 000 F CFA par jour). J'avais été très sensible à son geste mais j'ai décliné son offre tout en la remerciant ; je lui ai dit que je préférais m'adonner à la lecture.

Le 27 juin vers 22 heures, soit neuf jours après l'opération, j'ai reçu la visite du chirurgien et de l'anesthésiste (une dame) ; ils sont repartis après que le chirurgien ait palpé mon abdomen. L'anesthésiste est revenue un peu plus tard pour m'annoncer que selon le résultat de l'examen anatomopathologique, les ganglions mésentériques n'étaient pas envahis par des cellules cancéreuses. Je m'étais psychologiquement préparé à recevoir une mauvaise nouvelle éventuelle ; je m'y étais tellement bien préparé que l'anesthésiste s'est étonnée de ma réaction qui ne lui a pas paru à la hauteur de la merveilleuse nouvelle qu'elle venait de m'annoncer. Elle m'a demandé si je n'étais pas content ; je lui ai répondu, avec beaucoup plus d'enthousiasme, que j'étais très content et je l'ai remerciée. J'ai rendu, une fois de plus, grâce à Dieu et j'ai passé une excellente nuit parce que je venais d'échapper à la chimiothérapie ! J'ai savouré ma chance, car en la matière, je n'ai que de grandes chances. En effet, dans la vie courante, s'il y a un tirage au sort pour obtenir quelque chose, je m'abstiendrai d'y participer, car je perdrai à tous les coups. En outre, j'avais été pris en charge par un chirurgien expérimenté en chirurgie digestive qui opérait des cancers du colon à la pelle. A ce propos, une infirmière de la clinique m'a demandé si je savais que j'avais été opéré par l'un des chirurgiens les plus « huppés » de Paris.

Je suis sorti de la clinique dans l'après-midi du lundi 30 juin. Je n'ai pas été autorisé à emprunter un transport en commun comme le métro, pour rentrer à domicile, même accompagné, de peur que je ne fasse un malaise en cours de route.

Les suites opératoires

J'ai eu deux consultations de contrôle avec mon chirurgien avant qu'il ne m'autorisé à rentrer au pays. Il m'a prescrit un médicament antispasmodique et donné des conseils diététiques (consommation modérée de laitages et de crudités). J'étais heureux d'avoir terminé mes soins parce que j'avais cru que le traitement chirurgical de mon cancer sans métastases était radical. Mais ma joie a été rabattue à nouveau par la prescription de contrôles périodiques très contraignants. Ils comportaient : une coloscopie, un scanner thoraco-abdomino-pelvien et un dosage des traceurs tumoraux sériques six mois après l'opération, une fois par an pendant les trois années suivantes. Ensuite, les contrôles devaient être effectués tous les trois ans. Pour moi, cette nécessité des contrôles signifiait qu'il pourrait y avoir soit des métastases non détectées, soit une récidive possible du cancer. J'avais donc une autre maladie chronique à surveiller. Même aujourd'hui, l'éventualité d'une récidive me hante et je suis toujours angoissé par les douleurs abdominales. Je palpe souvent mon creux sus-claviculaire gauche à la recherche d'un éventuel ganglion de Troisier (ganglion particulièrement évocateur d'un cancer du tube digestif, du pelvis…).

Les suites opératoires immédiates ont été marquées par quelques signes désagréables. Après ma sortie de l'hôpital et pendant au moins un mois, il s'est installé un chatouillement rectal et des émissions fréquentes de très petites selles, ce qui perturbait mon sommeil. Par contre, j'avais beaucoup d'appétit et j'avais l'impression d'avoir toujours faim. Le premier soir de mon arrivée en famille, mon épouse s'est inquiétée de la grande quantité de tô (pate de maïs) que j'avais mangée et qui m'avait beaucoup manqué. En outre, je me suis surpris à prendre des goûters pendant mon repos médical.

Le premier contrôle post opératoire a été effectué en fin mars 1998 ; tous les résultats étaient normaux. Cependant, j'avais été inquiété par un faux diagnostic de thrombose de la veine mésentérique supérieure pendant l'examen au scanner et qui avait été infirmé par un écho-doppler à mes frais (50 000 francs CFA). De même, tous les résultats du deuxième contrôle en mars 1999 étaient normaux. Cependant, j'avais de temps en temps des douleurs abdominales. Ainsi, le 15 juin 1999, j'ai eu un syndrome sub-occlusif qui a cédé tout seul. Le 28 octobre 99, j'ai encore eu une colique abdominale, avec pour la première fois après l'intervention, une nouure au niveau du flanc gauche comme en octobre 1996 avant l'opération. Je m'étais demandé s'il n'y avait pas eu une récidive malgré les résultats normaux des différents examens de contrôle. Au contrôle de l'année 2000, le chirurgien m'a dit qu'on pouvait considérer que j'étais guéri à 99% ; cette remarque m'avait laissé perplexe à l'idée que je n'étais pas totalement guéri. Il ne fallait donc pas baisser la garde et je devais reprendre les contrôles tous les trois ans.

J'ai effectué au total cinq contrôles entre 2003 et 2021 : quatre contrôles complets (coloscopie et scanner) à Dakar en 2003, 2007, 2016 et sans anesthésie en 2021 ; j'ai effectué une simple coloscopie en 2010 (sans anesthésie) au Centre médical Schiphra de Ouagadougou. En 2003, j'avais tenté de faire le scanner thoraco-abdomino-pelvien à l'hôpital Yalgado Ouédraogo de Ouagadougou, mais il manquait quelque chose dans le service de radiologie. Tous les contrôles étaient normaux.

Mais la suite la plus fâcheuse de la colectomie a été l'occlusion intestinale aigüe sur bride survenue en février 2012, une conséquence de la laparotomie de 1997 ; elle a fait de moi un « balafré du ventre ». En outre, j'ai fini par développer une intolérance aux produits anesthésiques compte tenu des multiples opérations et explorations paracliniques dans le cadre des traitements et des contrôles de mes maladies (anesthésies générales de longue ou de courte durée, rachianesthésies et anesthésies locales). Cette intolérance se traduit par des nausées, des coliques violentes et une constipation sévère à la limite de l'occlusion intestinale.

Malgré les contrôles qui se sont avérés normaux jusqu'à ce jour, de temps en temps, je continue de souffrir d'inconfort digestif et même de douleurs abdominales. Après environ deux ans de transit normal après la colectomie de 1997, la constipation s'est réinstallée, entraînant parfois une alternance de constipation et de diarrhée après une prise prolongée de laxatifs. Le contrôle continu de mon cancer du colon opéré et sans métastases en a fait quand même une autre maladie chronique qui a enrichi mon sombre palmarès et que je dois gérer à vie, ce qui altère notablement la qualité de vie.

LE CANCER DE LA PROSTATE

Les circonstances du diagnostic

Mon cancer de la prostate a été découvert au cours de la surveillance systématique du taux de « prostate specific antigen » total (PSA total), sur ma propre initiative. Le premier dosage de PSA a été effectué à Dakar en octobre 2003. Cet examen avait été inclus dans le bilan biologique pour la réalisation d'une coloscopie de contrôle de mon cancer du côlon opéré en juin 1997. Le résultat était normal : 1,83 nano gramme/millilitre (ng/ml) pour une valeur normale inférieure à 4 ; c'était dans l'un des meilleurs laboratoires de Dakar. Ce taux est resté dans les limites normales jusqu'en septembre 2007 avant d'augmenter progressivement : 7,6 en juin 2008 ; 8,76 en septembre 2011. En septembre 2012, soit neuf ans après le premier dosage, le taux de PSA est passé à 14,6, contre 1,83 en octobre 2003 dans le même laboratoire. Puis dans un autre laboratoire de Dakar très fiable aussi, la valeur a continué d'augmenter ; 19,3 en juillet 2013, 17 en janvier 2014 et 28,67 en juin 2015. Une fois, le rapport PSA libre sur PSA total était tout à fait anormal. En 2008 et 2014, deux médecins m'ont soumis à un traitement antibiotique et anti inflammatoire pour éliminer une éventuelle infection prostatique qui est aussi responsable de l'élévation du taux de PSA, mais sans effet. Les résultats variaient légèrement d'un laboratoire à l'autre (Ouagadougou, Paris et Dakar). Mais en 2013, deux laboratoires de Ouagadougou avaient montré des limites objectives: l'un d'eux avait trouvé un résultat négatif (même pas de trace de PSA chez un homme !) et l'autre une valeur normale alors que les valeurs trouvées par les différents laboratoires à partir de 2008 se situaient amplement au-delà de la normale. Cela m'avait révélé le danger des laboratoires dont les résultats ne sont pas fiables, car si je n'avais pas fait des examens dans d'autres laboratoires, le taux de PSA aurait continué à augmenter sans attirer mon attention et mon cancer aurait pu être révélé par des métastases comme cela arrive souvent.

De même, dans le cadre de la surveillance systématique de la prostate, j'ai effectué la première échographie prostatique dans les années 2005 ; elle était normale. Plusieurs échographies dont deux par voie endo-rectale furent réalisées à cause de l'élévation progressive du taux de PSA. Les échographies de septembre 2011 et de janvier 2014 n'avaient montré qu'une hypertrophie (augmentation) modérée du volume de la prostate. En juillet 2014, j'ai consulté un urologue de Dakar et je lui ai dit que je voulais m'assurer que je n'ai pas un cancer de la prostate ; ce dernier a promis de « m'accompagner dans cette dynamique ». L'échographie qu'il m'a prescrite a révélé une hypertrophie modérée associée à un élément nouveau et inquiétant : un « parenchyme hétérogène » alors que jusque là, il était homogène. L'association d'un parenchyme hétérogène à l'augmentation régulière du taux de PSA a imposé une biopsie de la prostate. C'est un examen que j'avais toujours redouté, car la prostate est un organe de localisation profonde et en rapport étroit avec d'autres organes sensibles dont la vessie et l'urètre. La première biopsie a été pratiquée le 9 décembre 2014 dans un hôpital public de Dakar. L'examen anatomopathologique du prélèvement, réalisé dans le même hôpital, a conclu à une suspicion d'adénocarcinome prostatique, c'est-à-dire un cancer. Dans le doute, le spécialiste a demandé de refaire une autre biopsie après trois mois. Or, j'avais constaté que cette biopsie était douloureuse malgré l'anesthésie locale et même dangereuse. Il y a un risque d'hémorragie (mes premières selles après la biopsie étaient teintées de sang rouge) et d'infection. Après la biopsie, j'avais reçu la consigne ferme de me présenter à l'hôpital dans les plus brefs délais en cas de fièvre alors que j'avais été mis sous antibiothérapie avant et après la biopsie. La deuxième biopsie, écho guidée cette fois-là, a été réalisée le 27 mai 2015 dans le même hôpital. Je m'étais demandé pourquoi cette technique n'avait pas été utilisée la première fois. Elle ne m'avait pas été proposée non plus, même si elle coûtait le double de la biopsie non écho guidée. J'ai envoyé ce deuxième prélèvement dans un laboratoire en France, suite à la suggestion du médecin qui avait pratiqué la deuxième biopsie ; cela m'a coûté environ deux cent mille francs CFA contre vingt mille à l'hôpital. Le cancer de la prostate a été confirmé ; c'était un adénocarcinome à un stade « agressif » selon la classification de Gleason (scores 6 et 7 sur 10 selon les cassettes de carottes). Après ce diagnostic, j'ai pensé qu'on aurait dû pratiquer la biopsie dès 2012, lorsque le taux de PSA était passé de 1,83 ng/ml en octobre 2003 à 14,6 dans le même laboratoire. A la découverte de mon second cancer (j'utilise à dessein le mot second au lieu de deuxième en espérant qu'il n'y aura pas un troisième), je m'étais demandé si une personne avait déjà eu plus d'un cancer dans sa vie. J'apprendrai, en 2017, qu'un chanteur français décédé d'un cancer du poumon, avait eu un « petit cancer du colon » sans qu''on n'ait parlé de métastases du premier cancer.

La symptomatologie

Sur le plan symptomatique, à 67 ans, je n'avais pas de troubles urinaires particuliers malgré l'augmentation modérée du volume de la prostate. Il n'y avait pas de dysurie particulière (difficulté pour uriner) ni une augmentation notable de la fréquence des envies d'uriner ; mais comme chez les personnes âgées, le jet d'urine était plus faible. La quasi absence de signes d'alerte gênants pour le patient traduit l'importance du dosage systématique du taux de PSA à partir de la quarantaine.

Les examens paracliniques

Le diagnostic de tout cancer est suivi de la recherche de métastases éventuelles. En réalité, je n'avais pas été surpris par le diagnostic de cancer, car dès la première biopsie dont l'examen avait soupçonné un adénocarcinome, j'avais été convaincu que c'en était un après la dernière échographie qui avait révélé un parenchyme hétérogène. La période d'angoisse a été plutôt celle de l'attente des résultats du bilan d'extension. Dix-huit ans après le diagnostic de mon cancer du colon, c'était la seconde fois que j'étais soumis à l'attente anxieuse des résultats du bilan d'extension éventuelle d'un cancer. La « chance » m'a encore souri, car le scanner thoraco-abdominal et l'imagerie par résonance magnétique (IRM) de la région pelvienne n'ont pas décelé de métastases. Les biopsies, les examens anatomopathologiques et les radiographies spécialisées avaient coûté environ neuf cent mille francs CFA.

Le traitement et la surveillance

Mon urologue m'a soumis à un traitement médico-chirurgical qui s'est révélé très efficace. Le traitement médical associé à la chirurgie, débuté en juillet 2015, a duré dix mois. Après les dix mois de traitement médical associé à la chirurgie, le taux de PSA total a fortement diminué, passant de 28,67 ng/ml au début du traitement à 0,003 ng/ml. A partir de 2019, le contrôle du taux de PSA, qui se faisait tous les trois mois au début du traitement, a été réduit à un par semestre. Mon urologue m'assure qu'avec la valeur de PSA qui est resté stable en 2021 (entre 0,027 et 0,030), mon cancer est « maîtrisé » et que je pouvais être tranquille ; il a prescrit un seul contrôle par an. Mais il s'agit d'un traitement à vie, car il doit être repris si le taux de PSA total remonte jusqu'à un certain niveau. Mais le scanner thoraco-abdomino-pelvien de contrôle du cancer du colon au mois de mai 2021, normal pour les étages thoracique et abdominal, avait sonné une alerte à cause de la présence de lésions non caractéristiques au niveau du bassin. Comme le cancer de la prostate provoque des métastases osseuses le plus souvent, malgré un taux de PSA total très bas, l'hypothèse de métastases osseuses ne pouvait être totalement éliminée. Il a fallu pratiquer une scintigraphie osseuse de tout le corps pour éliminer cette hypothèse. C'est une situation qui nécessite des scintigraphies de contrôle, d'où une contrainte supplémentaire.

Suite au contrôle de PSA prescrit une seule fois par an, comme tout patient chronique, j'ai exprimé mon inquiétude parce que le traitement médical était suspendu depuis longtemps. Du reste, il est bien connu que dans les maladies chroniques, en particulier dans le cas du cancer, le patient se sent abandonné quand on espace les contrôles et c'est ce que j'ai ressenti.

Avec deux cancers sous surveillance, je me retrouve dans la peau de Gilliat, un personnage du roman de Victor Hugo intitulé: « Les travailleurs de la mer ». Ce personnage, un vieux pêcheur, devait ramener en surface le moteur précieux d'un bateau de pêche naufragé. Mais pour atteindre le moteur, il devait se débarrasser d'une pieuvre gigantesque qui le guettait au fond de la mer. L'auteur, parlant du combat épique entre le pêcheur et la pieuvre, dit : « Guetté, il guettait ». Ainsi, de la même manière que je suis guetté par une reprise éventuelle de l'évolution de mes cancers, moi aussi je guette cette éventualité par les différents examens complémentaires.

Du fait d'avoir eu deux cancers, je suis en droit de penser que le malheur s'acharne contre moi, mais j'ai eu la « chance » que jusque-là, mes cancers aient été découverts et traités avant la survenue des métastases. Enfin, c'est un grand soulagement que le centre de cancérologie de Ouagadougou, inauguré le 09 avril 2021 et qui a reçu sa première patiente dès le 01 juin, va offrir la chimiothérapie et la radiothérapie aux patients du cancer. Sa création avait été recommandée, dès 1997, par une étude sur les évacuations sanitaires à l'extérieur du pays ; j'étais membre de l'équipe de consultants. Au village, j'ai vu des femmes mourir du cancer du sein considéré comme un ulcère ou une plaie grave du sein, faute de diagnostic et de soins. Certaines patientes sont décédées alors qu'elles attendaient leur évacuation sanitaire. En outre, j'ai vécu avec des patientes du cancer du sein dans un foyer d'accueil de malades ambulants en France ; elles y faisaient de longs séjours, seules, loin de leurs familles ; je peux attester que cette situation est extrêmement pénible. Ce centre pourra assurer la prise en charge des patients du cancer dans leur milieu de vie. Mais il ne faudrait pas commettre l'erreur, comme certains pays, de disposer d'un seul appareil de radiothérapie ou d'avoir un seul centre dans le pays ; une panne imposerait la reprise des évacuations sanitaires à l'extérieur du pays. On ne cessera jamais de le répéter, à défaut de la prévention primaire, le diagnostic précoce est capital pour toutes les maladies en général et pour le glaucome et les cancers en particulier,

CONCLUSION A LA DEUXIÈME PARTIE

La deuxième partie de l'ouvrage a décrit ma trajectoire de santé et le vécu quotidien de mes maladies chroniques. Il en ressort que je dois gérer plusieurs maladies à la fois y compris celles de mes proches. Ma collection d'affections de longue durée a fait de moi un véritable « musée » de comorbidités et la situation va se compliquer encore par les maux inhérents à la vieillesse. Toutefois, je demeure un « roseau qui plie mais ne rompt pas » (Cf. La fable de Jean de La Fontaine : Le chêne et le roseau) et je demeure résilient. Je comprends mieux que quiconque pourquoi l'on dit qu'il n'est pas facile de vivre longtemps. J'apprécie davantage les vœux de longévité dans la bonne santé ainsi que l'un des objectifs de l'OMS qui est de permettre aux individus de vieillir sains. Dans tous les cas, il faut retenir qu'il est possible de vivre presque normalement avec ses maladies, c'est une question de volonté. La troisième partie de l'ouvrage est un essai de revue d'ensemble du vécu quotidien des patients chroniques.

TROISIÈME PARTIE

LES ENSEIGNEMENTS D'UNE VIE DE PATIENT CHRONIQUE

La troisième partie traite des différents aspects du vécu quotidien des patients chroniques depuis le moment du diagnostic jusqu'au traitement et au suivi médical. Elle décrit aussi les mesures d'accompagnement du patient et les diverses répercussions des maladies chroniques. Elle évoque les enseignements que les patients, leurs familles et leurs proches peuvent tirer de leur état morbide, avec quelques conseils pratiques. Enfin, elle insiste sur les mesures de promotion de la santé et de prévention des maladies.

CHAPITRE VIII

L'ENTRÉE DU PATIENT CHRONIQUE DANS LA MALADIE

L'ANNONCE DU DIAGNOSTIC

Le diagnostic est l'identification d'une maladie dont souffre un patient à partir des signes qu'il présente ; l'analogie légale du diagnostic est le verdict. L'annonce du diagnostic d'une maladie grave constitue toujours une terrible épreuve pour le patient. C'est le cas de la plupart des maladies chroniques comme le cancer, le diabète, l'épilepsie, l'infection à VIH, l'insuffisance rénale chronique, les maladies cardiovasculaires, etc. L'inquiétude du patient commence dès le moment où il ressent le besoin de consulter un professionnel de santé, car il se pose déjà des questions sur la nature de son mal. Elle persiste pendant l'attente des résultats des examens paracliniques (biologie, imagerie...) destinés à confirmer ou à infirmer une hypothèse diagnostique, et parfois, à rechercher déjà des complications éventuelles.

La manière d'annoncer le diagnostic dépend de la sensibilité et de la formation du médecin, mais quelles que soient les précautions prises, une telle annonce provoque toujours un grand choc chez le patient parce qu'elle préfigure des lendemains difficiles. Les réactions des patients à l'annonce du diagnostic sont diverses (Cf. mes propres réactions à l'annonce des diagnostics du glaucome chronique, des cancers...). Selon le témoignage d'une patiente dans l'émission « Priorité Santé » de radio France internationale, l'annonce du diagnostic de cancer du sein avait été ressentie comme un coup de poignard qu'on lui avait enfoncé dans le dos. L'annonce de la maladie laisse certains patients incrédules ; ils ne comprennent pas et se demandent comment cela peut-il leur arriver. D'autres sont révoltés, car ils se sentent victimes d'un acharnement du sort voire d'une injustice et ils se posent parfois cette question: « Pourquoi moi ? ». La réaction peut être d'ordre spirituel, surtout chez un patient fervent d'une religion, et se traduire par les questions suivantes: « Qu'ai-je fait à Dieu pour mériter cela ? Pourquoi Dieu m'envoie-t-il cela ou permet-il cela? ». Le malheur est ainsi perçu comme une punition divine. Ces questions qui sont des plaintes peuvent être formulées par le patient lui-même, par des parents en détresse à l'annonce d'une maladie grave de leur enfant (un cancer ou une malformation par exemple), par un(e) conjoint(e). D'autres patients croient qu'ils sont frappés par une malédiction. Certains se réfugient temporairement dans le déni (refus) de la maladie, en espérant une erreur de diagnostic. Dans notre contexte culturel, un malade peut penser à une cause surnaturelle et perdre beaucoup de temps dans la recherche d'une solution en dehors des services de santé.

A l'annonce de tels diagnostics, il s'installe chez certains patients désorientés une période critique au cours de laquelle ils sombrent dans un état d'abattement physique et psychique profond avec le risque de développer une véritable dépression s'ils ne reçoivent pas un soutien psychologique adéquat et à temps. Les diverses réactions sont compréhensibles, car la vie d'une personne bascule lorsque survient une maladie grave ; celle-ci crée une incertitude dans sa vie et impacte négativement son vécu quotidien. Le patient peut être limité sur les plans physique, psychologique et socio-économique. Ainsi, selon l'âge, il peut être confronté à des difficultés dans sa scolarité ou le suivi d'une formation (comme ce fut mon cas au début du glaucome), dans ses activités professionnelles avec un risque de perte d'emploi ou de cessation de toute autre activité génératrice de revenus. En effet, j'ai connu des paysans malvoyants qui ne pouvaient plus sarcler les mauvaises herbes de leurs champs de peur d'arracher aussi les bonnes plantes. La maladie affecte également la famille, les amis et l'entourage, surtout dans notre contexte de pauvreté mais de grande solidarité. La maladie peut entraîner une dévalorisation, une marginalisation du patient avec un risque de perdre sa place dans la vie familiale et sociale, car parfois, une personne diminuée, et à plus forte raison inutile, ne compte plus, même pour sa propre famille.

Mais si l'annonce du diagnostic de maladie grave est difficile à supporter par le patient, elle l'est aussi pour les médecins, surtout que ces derniers peuvent parfois avoir à annoncer plus tard, des complications (exemple de l'annonce de la progression de la neuropathie optique par mon ophtalmologue). En effet, ce serait une erreur de croire qu'à force de voir des cas graves et même désespérés, un médecin devienne insensible à la détresse de ses patients ou de leurs parents. Un médecin spécialiste des maladies du foie m'a confié la peine qu'il ressent chaque fois qu'il doit informer un parent que son jeune enfant a un cancer du foie qui est une affection malheureusement fréquente et au pronostic sombre, car il ne trouve jamais les bons mots. Une autre preuve de la sensibilité des médecins est le témoignage d'une femme qui a dit que son médecin avait pleuré avec elle après lui avoir annoncé sa séropositivité (VIH) dans les années 90. Dans le même registre, on peut citer l'assistant de l'hôpital Saint Joseph qui ne m'a pas annoncé mon cancer du colon le premier jour.

Au regard des conséquences des annonces des diagnostics chez les patients, le médecin doit la faire avec toute sa dimension humaine. Or, il arrive qu'elle soit faite sans ménagement. Outre mon propre cas où le diagnostic de mon glaucome m'avait été annoncé de façon banale, j'ai vécu la même situation lorsque j'ai accompagné un cousin au stade de sida à l'hôpital. En prenant le rendez-vous de consultation avec mon collègue, j'avais pris le soin de lui demander de lui annoncer le diagnostic avec tact, car je ne pouvais pas le faire moi-même. J'ai été désagréablement surpris de l'entendre dire au patient tout de go : «Tu as le sida dè!». Le jeune homme s'est révolté en criant que cela n'était pas possible puisqu'il n'avait pas eu un rapport sexuel depuis trois ans ; cela signifie qu'il ne connaissait que cette voie de contamination du sida. Cet exemple montre à la fois le manque de tact de certains médecins et le refus du diagnostic par des patients. Dans le cadre de cette infection à VIH, certains personnels de santé ont été formés par la suite pour annoncer le diagnostic.

Enfin, le choc provoqué par l'annonce d'une maladie grave exige du médecin un diagnostic qui ne souffre pas d'incertitude. J'ai connu le cas d'une jeune fille qui avait subi un traumatisme psychologique inutile. Elle avait été évacuée du Burkina Faso en France pour un cancer du sein. Le résultat de l'examen de la pièce d'une nouvelle biopsie s'était révélé normal et par précaution, le praticien français avait demandé à examiner la lame qui avait servi à poser le diagnostic de cancer au Burkina Faso. On peut encore citer les fausses hypertensions artérielles et les faux positifs dans le cas de la tuberculose pulmonaire qui induisent un lourd traitement injustifié. D'une manière générale, en ce qui concerne l'annonce des diagnostics de maladies graves, nos hôpitaux devraient mettre en place des cellules spécialisées comportant des psychologues, comme cela se fait dans les pays développés.

LES ATTITUDES DES PATIENTS FACE À LA MALADIE

Certains patients n'acceptent pas leur maladie même quand le diagnostic a été établi avec certitude. Le refus d'accepter la maladie peut se traduire par le rejet du traitement quand le patient estime que la maladie ne menace pas d'emblée sa vie. Ainsi, dans ma pratique médicale, un fonctionnaire a refusé le traitement contre son hypertension artérielle sévère ; je voulais même l'hospitalier parce qu'il avait une minima à 16 mm Hg. Or, en paraphrasant un griot mandingue qui dit : « La peur ne tue pas la mort », on peut dire que le refus de se soumettre à un traitement à vie ne contrôle pas la maladie. Même lorsque la maladie est acceptée, certains patients ne supportent pas l'idée que leur maladie ne peut pas être guérie. J'ai connu deux patients hémiplégiques par accident vasculaire cérébral ; l'un d'entre eux me demandait toujours s'il n'y avait vraiment rien à faire pour lui tandis que l'autre faisait le tour des guérisseurs traditionnels. Ces patients ne parviennent pas à intégrer leur maladie dans leur vie quotidienne afin de « vivre avec elle », parfois malgré l'appui précieux de leur entourage et des personnels de santé. En consacrant leur énergie et leur temps à la recherche du traitement miracle inexistant, ils sont plus malheureux parce qu'ils subissent leurs maladies.

Heureusement, de nombreux patients acceptent de « vivre avec leur(s) maladie(s) ». Ces patients peuvent avoir passé par la révolte, le repli sur soi ou même le refus avant de prendre conscience de la nécessité d'adopter une attitude constructive. Ces derniers ne doivent jamais se décourager au cours du traitement mais au contraire, ils doivent être très persévérants et considérer leur maladie comme un défi permanent à relever, car de cette persévérance dépend leur vie. A ce propos, selon l'Abbé Antoni CAROL i Hostench : « La persévérance engendre la patience, et celle-ci va beaucoup plus loin que la simple résignation ». Un patient chronique a plusieurs raisons d'accepter de « vivre avec sa (ses) maladie(s) ». D'abord, il doit accepter sa condition humaine traduite par les réflexions ci-après. Selon le Dr Bernard Maroy: « La bonne santé est un état précaire qui n'augure rien de bon ». L'Abbé Josep Massana i Mola de Barcelone affirme que « Personne ne peut traverser la vie de ce monde sans aucun poids, chacun doit porter un fardeau ou un autre ». En outre, selon Alfred de Musset : « L'homme est un apprenti, la douleur est son maître, et nul ne se connaît tant qu'il n'a pas souffert ». On comprend que toute personne se trouve dans une barque constamment battue par les vagues et les vents et qu'elle doit ramer de toutes ses forces pour se maintenir à flot. En outre, le patient chronique qui vit avec sa maladie réalisera que, quel que soit son état, il y a des maladies plus graves que la sienne et qu'il existe toujours plus malheureux que lui, car tout est relatif en ce bas monde. Par exemple, un malade hypertendu peut-il se plaindre devant un diabétique insulino-dépendant soumis à des injections quotidiennes d'insuline, avec le risque qu'une injection sautée peut entraîner le coma et la mort ? Un patient diabétique peut-il se plaindre devant un malade du cancer même en rémission? Le patient chronique réalisera qu'il « plie mais ne rompt pas » ; en effet, il verra des personnes apparemment en bonne santé mourir autour de lui. Il apprendra que c'est dans les épreuves que l'on reconnaît les vrais parents et amis. L'artiste musicien Tidjani Coulibaly l'a affirmé depuis les années 60, dans sa chanson fétiche « Bana djougou » (maladie grave en langue dioula), Ainsi, le patient pourrait constater que ces derniers rechignent à l'aider à se soigner alors qu'ils seraient prêts à lui faire de grandes funérailles. Le patient chronique constatera également que la fréquentation des services de santé développe en lui de la patience et de la tolérance. Dans les hôpitaux publics en particulier, il y a toujours de longues files d'attente et le patient peut perdre souvent sa matinée si ce n'est toute sa journée. Les longues files d'attente dans les hôpitaux publics traduisent la surcharge de travail des médecins. Les patients deviennent plus tolérants à leur égard à force de patience acquise, car ces médecins accomplissent un véritable sacerdoce. Un ministre de la santé disait : « Vous les médecins, ne cherchez plus à devenir riches parce que vous avez étudié dépasser l'argent ».

L'acceptation de la maladie, même si c'est faire contre mauvaise fortune bon cœur, est une attitude salutaire. En effet, il existe une espérance pour les malades chroniques. L'espérance est magnifiée par Michel de Montaigne (1580) dans l'introduction de ses Essais : « L'espérance amène à sortir de soi-même ». De même le Pape François affirme que l'espérance permet de continuer son chemin et qu'elle est l'oxygène de la vie. En outre, on dit que tant qu'il y a de la vie, il y a de l'espoir. Il en est de même dans cette citation biblique : « Que la situation soit bonne ou mauvaise, elle va changer » (1Thessaloniens 5). Plus concrètement, l'espérance des malades chroniques réside dans les progrès continus de la science, car celle-ci a fait et continue de faire des bonds prodigieux dans le domaine de la recherche médicale et pharmaceutique. La découverte, entre autres, de nouveaux moyens de diagnostic, de traitements, de nouvelles techniques d'intervention, a fait reculer les frontières de l'invalidité et de la mort dues à plusieurs maladies. Même si l'accès à des soins appropriés constitue parfois une véritable odyssée dans notre contexte de pauvreté pour certains patients chroniques, il existe l'aide de l'État, celle des organisations, des associations caritatives et d'autres bons samaritains. Pour toutes ces raisons, le patient chronique ne doit pas laisser son espoir se déliter à cause de certains individus qui sont, soit foncièrement méchants, soit mentalement dérangés. En effet, j'ai été témoin d'une scène incroyable ; j'ai entendu une visiteuse faire le commentaire suivant au pied du lit d'un patient couché sur son lit d'hôpital : « Cette maladie n'a pas de remède ».

L'acceptation de la maladie permet aussi au patient de retrouver la sérénité, de se créer une vie positive par un projet de vie à la mesure de sa capacité résiduelle, donc d'aller de l'avant. Il faut donc « vivre le plus normalement possible » en cohabitant avec la maladie. Les difficultés rendent le patient plus mature, plus résilient et plus responsable, ce qui lui permet d'adopter un comportement quasi normal qui n'angoisse pas sa famille et ses proches. Pour parvenir à cet état de sérénité, il faut savoir enterrer son passé et vivre le moment présent, même s'il est douloureux. Il ne faut pas passer le temps à regretter la bonne santé perdue qui, rappelons-le, est un état précaire. En outre : « Personne, à force de soucis, ne peut prolonger tant soit peu son existence » (Mt 6, 24-34). Accepter de vivre avec sa (ses) maladie(s), c'est refuser la mort à brève échéance.

CHAPITRE IX

LA RESPONSABILITÉ DU PATIENT CHRONIQUE DANS SON TRAITEMENT

La responsabilité de tout patient est engagée dans son traitement, mais celle du patient chronique l'est davantage en raison d'un traitement de longue durée sinon à vie. Son engagement est déterminant, car sa prise en charge thérapeutique exige de lui, d'une part, le respect scrupuleux des prescriptions médicales et de toutes les autres consignes des professionnels de santé et, d'autre part, sa soumission à une surveillance régulière. Autant il a le droit d'exiger des soins de qualité et sans discrimination (Cf. Charte du patient), autant il a une obligation de participer à sa prise en charge médicale sous plusieurs formes.

L'OBSERVANCE THÉRAPEUTIQUE

Le patient chronique doit se soumettre à une stricte observance thérapeutique. Appliquée aux maladies chroniques ou rares, l'OMS définit l'observance thérapeutique comme étant « La mesure avec laquelle les comportements d'une personne devant prendre un médicament, suivre un régime alimentaire et/ou changer de mode de vie correspondent aux recommandations convenues avec un professionnel de santé ». Les anglais parlent d'adhésion au traitement. Il faut insister sur deux aspects qui sont souvent négligés dans certains traitements: le respect d'un régime alimentaire et le changement de mode de vie. Nous supposons que le patient a accepté de vivre avec sa maladie et que le traitement est disponible.

L'observance thérapeutique permet à un patient de tirer tous les profits de son traitement. On dit que le malade doit prendre son médicament comme il mange sa nourriture. Cette observance implique, pour un patient, la prise régulière des médicaments prescrits. En effet, chaque médicament a une durée d'action déterminée ; ainsi, un diabétique insulino-dépendant peut tomber dans un coma pour avoir sauté une injection d'insuline. La régularité des prises des médicaments détermine parfois les heures des repas, car certains médicaments doivent être pris avant, pendant ou après les repas pour être efficaces ou pour éviter certaines complications. La prise des médicaments du matin conditionne l'heure de réveil (pas de grasses matinées dans le cas de la quadrithérapie du glaucome) et même des sorties et rentrées à domicile. Le patient ne doit pas prendre d'autres médicaments sans l'avis de son médecin à cause des interactions possibles qui existent entre certains d'entre eux (potentialisation ou réduction d'effet). A ce titre, il doit éviter l'automédication, prendre le temps de lire les notices des médicaments qu'il prend et de les mentionner à tout médecin qu'il consulte pour la première fois même si ce dernier ne le lui demande pas. Dans ses déplacements, il doit respecter les conditions de conservation des médicaments qu'il transporte (conservation du collyre xalatan au froid).

Lorsque le patient est soumis à un régime (sans sel, sans sucre, sans graisse, sans alcool…), les interdictions doivent lui rappeler ce passage du Livre de la Genèse relatif au fruit défendu (Gn 2, 4b-9.15-17) : « Le Seigneur Dieu donna à l'homme cet ordre : tu peux manger les fruits de tous les arbres du jardin ; mais l'arbre de la connaissance du bien et du mal, tu n'en mangeras pas, car le jour où tu en mangeras, tu mourras ». En effet, on a vu des diabétiques frôler la mort pour avoir négligé leur régime. On découvre parfois, sous les lits de certains patients hypertendus et/ou insuffisants cardiaques décédés à l'hôpital, du sel et de l'alcool interdits par les médecins, mais apportés par des parents inconscients ; ces derniers posent des actes contraires au soutien familial de leur patient. La prise d'un médicament n'exclut pas le régime prescrit, contrairement à un patient hypertendu qui prétendait qu'on pouvait tout manger (le sel) avec un certain médicament contre cette maladie. Dans le cas du régime sans sucre, c'est un diabétique observant qui m'a appris à boire du bissap non sucré (boisson à base d'oseille). Concernant les régimes, on peut rappeler cette formule lapidaire : « Tout ce qui est bon n'est pas bon » (tout ce qui est bon dans la bouche n'est pas bon pour l'organisme). Il faut savoir que le respect d'un régime, comme le régime sans sel, n'est difficile qu'à son début ; ainsi, le patient soumis à un régime sans sel finit par ne plus supporter les mets normalement salés. Le patient chronique doit donc renoncer à sa liberté habituelle et supporter les restrictions liées à son traitement. La négligence du traitement et le non respect du régime alimentaire et/ou du changement de mode de vie nécessaires entraînent des complications, diminuent la qualité de vie et peuvent l'écourter.

Le médecin conseille souvent au patient chronique de pratiquer une activité physique adaptée (à son âge, à son état) ou du moins de rester actif (il faut bouger). L'activité physique diminue le stress, la constipation, donne de l'énergie, améliore le sommeil, etc. Mais pour être efficace, une activité physique doit être régulière. La marche est très bénéfique à condition de ne pas déambuler comme un badaud devant des vitrines de magasins.

L'observance thérapeutique implique aussi que les patients doivent supporter les effets indésirables des médicaments, surtout au début du traitement, afin de le poursuivre correctement. Certains patients cherchent des prétextes pour se soustraire aux rigueurs de leur traitement et de leur régime. D'une manière générale, tous les traitements et les actes médicaux comportent des désagréments et des conséquences pour les patients. Ainsi, un traitement local comme l'instillation d'un collyre brouille momentanément la vue. Certains collyres utilisés sur une longue durée entraînent une irritation et une sécheresse oculaire, des démangeaisons, une impression de corps étranger, etc. Les effets indésirables de certains médicaments ont été évoqués dans les chapitres précédents (collyre pilocarpine, tranquillisants …). Au titre des difficultés liées aux traitements, un patient chronique peut dépendre d'un appareil médical, ce qui l'amène à changer de lieu de résidence (certains patients atteints d'insuffisance rénale chronique doivent se rapprocher des centres de dialyse).

L'observance thérapeutique peut être renforcée par certaines mesures. Le dialogue entre le patient et le médecin peut amener le médecin à proposer des alternatives de prise en charge, comme modifier un traitement en cours en fonction des contraintes de son patient (cas d'un travailleur de nuit). On peut aussi aider les patients chroniques en libérant leurs journées de travail. Ainsi, en septembre 1998, avant le bombardement criminel de la Libye en 2011, j'ai visité « The kidney hospital » (hôpital du rein) de Tripoli. Les patients souffrant d'insuffisance rénale chronique y effectuaient leur dialyse pendant la nuit, gratuitement, et rejoignaient le matin, leur lieu de travail.

L'observance thérapeutique donne un autre avantage au patient. Lorsqu'il est coopératif et mieux, acteur dans sa prise en charge médicale, le personnel soignant voit en lui plus une personne qui constitue un tout qu'un simple cas de maladie ou un numéro de lit ; ses soins sont personnalisés. Son implication effective crée un climat de confiance entre lui et le personnel soignant qui se trouve plus motive à l'accompagner sur tous les plans. Par contre, quand un patient est indiscipliné (patient qualifié de difficile), son médecin a tendance à faire le strict minimum ; à la limite, il peut refuser de le soigner et l'adresser à un confrère. Mais l'implication du patient suppose que son médecin accepte de dialoguer avec lui. Ce dialogue n'est possible que si le médecin consacre du temps à son patient, ce qui est de plus en plus difficile de nos jours. Aux difficultés liées à une bonne observance thérapeutique s'ajoutent celles relatives aux exigences du suivi régulier du patient chronique par son médecin.

LE SUIVI MÉDICAL DU PATIENT CHRONIQUE

Le patient chronique ne doit pas seulement respecter son traitement médical mais il doit encore se soumettre à un suivi clinique et paraclinique régulier par son médecin. Ce suivi est indispensable pour évaluer périodiquement l'efficacité de son traitement, l'évolution de sa maladie et de son état de santé ; il permet d'éviter des complications ou de les déceler précocement et ainsi, de prolonger sa vie au maximum. Par exemple, le suivi clinique d'un hypertendu (contrôle de la tension artérielle) ou biologique d'un diabétique (dosage du taux de sucre dans le sang) permet de réajuster au besoin les traitements. Mais les réalisations des différents examens paracliniques sont coûteuses, désagréables et parfois douloureuses. Ainsi, le patient doit être à jeun pour certains examens ; il doit supporter des prélèvements de sang ou des actes plus agressifs (ponction lombaire ou pleurale, biopsie...). La préparation à certains examens est difficile (régime sans résidus pendant au moins trois jours et lavement colique suivi de jeûne pour une coloscopie). Certains examens de radiologie (scanner, imagerie par résonance magnétique…) exigent, selon l'organe à explorer, une injection de produit de contraste très désagréable avec un risque d'allergie. Le suivi du patient se complique davantage quand il exige l'implication de plusieurs spécialistes (exemple du suivi d'un diabétique par un endocrinologue, un ophtalmologue, un neurologue…). De même, la répétition des contrôles, parfois à l'extérieur du pays, occasionne des absences et peut créer un conflit de travail avec l'employeur. Il s'agit de contrôles à vie comme les traitements mais, malgré toutes ses difficultés, il faut absolument s'y soumettre.

Les contrôles systématiques conseillés en l'absence de signes de maladies, à défaut des check up complets (ou bilans de santé) pratiqués dans les pays développés, sont bénéfiques. Ils ont pour but de vérifier régulièrement certaines constantes cliniques et biologiques comme les pressions artérielle et intraoculaire, les taux de créatinine (fonctionnement du rein), du sucre sanguin (diabète), l'hémogramme (anémie et autres anomalies sanguines), le PSA pour la prostate, etc. Ils permettent de déceler des dysfonctionnements de certains organes. Il faut donc éviter de faire la politique de l'autruche, car comme le dit l'Abbé Xavier Serra : « Le pire, pour un malade, c'est de se croire en bonne santé, car alors le mal avancera et jamais on n'y trouvera remède ». Les contrôles systématiques ont l'avantage de sonner l'alarme. Le médecin peut ainsi intensifier la surveillance d'un organe en cas d'un début d'anomalie, pour détecter précocement une maladie éventuelle (prévention secondaire). L'investissement dans les contrôles systématiques est productif. En effet, si on les pratique pour de simples appareils électriques ou des machines, combien est-il plus important de le faire pour le corps humain qui comporte à lui seul plusieurs appareils (appareil cardiovasculaire, digestif, pulmonaire...) ? Pour sa santé, on doit être toujours en état de veille permanente.

L'attente des résultats d'une consultation, qu'elle soit initiale, de suivi/contrôle ou systématique est toujours stressante. Ainsi, à chaque contrôle, l'hypertendu craint une élévation de la pression artérielle et il semble que ce stres peut l'augmenter. C'est dans la même angoisse que le diabétique attend le résultat de la glycémie. L'angoisse est encore plus grande quand le patient a eu des contrôles précédents anormaux (une pression artérielle ou une glycémie élevée malgré le traitement). Les personnes qui se soumettent à des contrôles systématiques sont inquiètes lorsqu'une constante commence à devenir anormale. Mais on peut atténuer le stress en se disant qu'on ne peut pas changer un résultat et il faut être prêt à suivre les indications de son médecin pour le corriger.

L'ÉDUCATION THÉRAPEUTIQUE DU PATIENT CHRONIQUE

Le degré d'engagement d'un patient dans sa prise en charge médicale est variable. La motivation de vivre et la peur de mourir constituent des facteurs positifs, surtout chez les patients fortunés qui ne veulent pas perdre leurs biens et leur rang social. D'une manière générale, l'engagement du patient peut être obtenu ou renforcé par une éducation thérapeutique bien conduite. L'éducation thérapeutique du patient (ou l'éducation à la santé du patient), hospitalisé ou traité à titre externe, est un volet fondamental d'une prise en charge médicale optimale de longue durée. L'Organisation Mondiale de la Santé (OMS) la définit comme suit : « L'éducation thérapeutique du patient est un processus continu, intégré dans la démarche de soins et centré sur le patient. Il comprend des activités organisées de sensibilisation, d'information, d'apprentissage et d'accompagnement psychosocial concernant la maladie, le traitement prescrit, les soins, l'hospitalisation et les autres institutions de soins concernées. Ce processus éducatif vise à aider le patient et son entourage à comprendre la maladie et le traitement, à mieux coopérer avec les soignants et à maintenir ou à améliorer sa qualité de vie». Le patient qui lit ces lignes devra s'assurer que sa prise en charge thérapeutique et son propre comportement intègrent tous les aspects de cette définition.

Ainsi, l'éducation thérapeutique aide le patient à bien gérer sa vie. Une explication claire et franche de la maladie (nature, évolution…) et de son traitement peut éviter au patient certains errements. Il doit savoir, entre autres, que sa maladie chronique se soigne mais ne se guérit pas. En effet, certains patients non avertis, soumis à un traitement au long cours, finissent par se décourager, car ils ne sont pas toujours convaincus de l'utilité des médicaments dont ils ne ressentent pas un effet bénéfique apparent. Ainsi, selon un ophtalmologue, un de ses patients du glaucome avait apporté un carton plein de boîtes vides de diamox en comprimés dans son bureau de consultation ; c'était une manière de lui dire que ce médicament n'était pas la solution à son problème. Or, la vue de ce patient se serait altérée sans ce traitement. Dans le meilleur des cas, cette ignorance peut amener certains patients à associer des médicaments traditionnels à leur traitement médical en se disant que l'un ne nuit pas à l'autre, ce qui n'est pas toujours vrai. Dans le pire des cas, ils abandonnent leur traitement médical et embrassent les traitements traditionnels inefficaces voire dangereux ; ils ne reviennent vers les services de santé que lorsque leur état a empiré. L'éducation thérapeutique du patient doit donc aborder aussi les aspects de représentation de la maladie et éventuellement, la démystifier. Concernant l'explication du traitement, un membre de l'association des malades sous dialyse du Burkina a bien compris la nécessité d'une éducation thérapeutique ; il a dit, sur un plateau de télévision, que le patient qui doit commencer une dialyse doit être soumis d'abord à une préparation psychologique.

Le patient doit être informé des complications possibles de sa maladie et les facteurs déclenchants pour éviter les hospitalisations fréquentes dues, par exemple, à des crises drépanocytaires, à la décompensation d'une maladie cardiaque, à un accident vasculaire cérébral par une poussée hypertensive, etc. Les hospitalisations constituent une hantise pour certains parents d'enfants drépanocytaires ; ainsi, selon le témoignage d'un père, à la sortie de l'hôpital de son enfant, il se demande dans combien de temps il y reviendra. On doit enseigner au patient des précautions élémentaires mais fondamentales comme la manière, pour un diabétique, de protéger ses pieds parce qu'une plaie, banale pour une personne normale, peut entraîner une gangrène et une amputation ; les diabétiques amputés sont nombreux. Il faut aussi apprendre au malade à ne pas dissimuler sa maladie vis-à-vis des autres, à ne pas avoir peur du regard des autres, car un adage dit qu'il faut vendre sa maladie pour trouver son remède. A ce propos, je me souviens qu'un fonctionnaire qui souffrait d'une maladie cardiaque avait été déplacé du troisième étage d'un immeuble administratif au rez-de-chaussée pour lui éviter de monter des escaliers.

L'éducation thérapeutique s'adresse également aux parents et à l'entourage du patient. Les parents d'un enfant malade s'en occupent surtout en dehors des périodes d'hospitalisation (enfant asthmatique, diabétique, épileptique, drépanocytaire, etc.). De même, des conjoints peuvent être confrontés à une maladie chronique invalidante dans le couple. Compte tenu de l'insuffisance des services offerts dans les structures hospitalières dans nos pays (hébergement, restauration, examens complémentaires…), l'implication de la famille, ou à défaut, de l'entourage, est indispensable. Dans notre contexte, il serait très difficile voire impossible d'hospitaliser un patient sans le concours de sa famille qui est son soutien et l'interface entre lui et les personnels soignants.

L'éducation thérapeutique doit, d'une part, amener le patient chronique à coopérer avec le personnel soignant et, d'autre part, à devenir acteur de sa prise en charge médicale. La participation communautaire, l'un des principes cardinaux des soins de santé primaires, s'applique ici à une échelle réduite (cercle restreint composé du patient, de ses parents et/ou de ses proches). La participation du patient doit l'amener à poser des questions à son médecin sur ses symptômes, son traitement, l'évolution de sa maladie, etc. Il serait encore mieux de rendre disponibles des documents écrits sous forme de guides destinés aux patients.

L'éducation thérapeutique vise aussi à rendre le patient chronique autonome, ce qui le rend capable de se prendre en charge dans certains aspects, comme un diabétique qui s'auto-injecte son insuline ou contrôle sa glycémie, un hypertendu qui sait faire une auto mesure correcte de la tension artérielle, etc. Cette autonomisation passe encore par l'information et la communication de la part des soignants. On se doute bien que dans notre contexte d'analphabétisme, l'éducation thérapeutique est plus ardue alors que ce contexte la rend indispensable. Il faudrait sensibiliser les personnels de santé pour leur montrer toute l'importance qu'elle revêt et les former en la matière.

Les patients chroniques ainsi formés et nantis d'informations et de savoir-faire utiles par l'éducation thérapeutique deviennent des « spécialistes » de leurs maladies. Ils peuvent alors, de par leur propre expérience, venir en aide à ceux qui souffrent de la même maladie, en travaillant dans des associations de patients. Par exemple, les membres peuvent partager leurs connaissances sur la transmission à caractère génétique de certaines maladies (glaucome, cancer du sein, du col de l'utérus, du côlon ...), inciter leurs membres à protéger leur progéniture par des conseils de prévention secondaire (Cf. chapitre sur la prévention des maladies). Aussi, les médecins ne devraient-ils plus être les seuls interlocuteurs des malades qui peuvent trouver des réponses à leurs préoccupations auprès d'autres malades. Les membres d'une association de malades peuvent former également des groupes de soutien plus restreints pour offrir leur aide à leurs membres plus fragilisés par la maladie. Le vivre ensemble et les échanges entre les patients leur feront prendre conscience qu'ils ne sont pas seuls à vivre leurs problèmes de santé et cela leur permet de les dédramatiser pour mieux les accepter. En effet, une personne normale a besoin d'affection et de soutien, un malade en a besoin davantage de ses proches et de l'équipe soignante. En outre, on dit que lorsque la douleur est partagée, il y a un soulagement. Les membres de ces associations de malades peuvent trouver en leur sein de nombreux exemples de malades résilients face aux épreuves cruelles que leur impose la maladie. La célébration des différentes journées mondiales consacrées à certaines maladies participe aussi à l'éducation thérapeutique et à la mobilisation des associations des malades concernés.

Les associations de malades doivent contribuer, par leurs observations, leurs suggestions voire leur pression, à l'amélioration de la qualité des soins qui leur sont prodigués. Elles pourraient contribuer au renforcement de certains services spécialisés par des partenariats avec des organisations caritatives ou des citoyens de bonne volonté. Au titre des associations de malades, j'ai adhéré à l'Association burkinabè des aveugles et malvoyants du Burkina et il en existe plusieurs autres (patients diabétiques, dialysés, bègues, hémophiles …).[15]

CHAPITRE X

L'IMPACT SOCIO-ÉCONOMIQUE DES MALADIES CHRONIQUES

Il est de notoriété publique que la Santé n'a pas de prix, mais qu'elle a un coût, et le plus souvent, hors de portée du patient ordinaire. Ce paragraphe ne fait pas une analyse des coûts de santé, elle en donne un simple aperçu. Les coûts des consultations initiales, des examens paracliniques, des médicaments, et des contrôles de suivi du patient sont difficiles à supporter. Ces derniers que le patient supporte directement semblent occulter les couts indirects et les coûts sociaux pourtant importants.

LES DÉPENSES DE SANTÉ

J'ai commencé à ressentir le poids financier du traitement médical de mon glaucome chronique à partir de la prescription du collyre timpilo dont un flacon coûtait 4 000 francs CFA ; il fut remplacé plus tard, par le collyre trusopt à 7 000 francs CFA le flacon. Or, avec le timoptol qui coûtait environ 1400 francs, mes médecins me donnaient des échantillons gratuits. Lorsque j'ai été soumis à la quadrithérapie à partir de juillet 2002 (trois collyres et un médicament en comprimés), les coûts ont explosé. Mon traitement médical actuel coûte environ cinquante mille francs CFA par mois. Je ne saurais évaluer les dépenses engagées dans le renouvellement des verres correcteurs dont la première prescription date de 1967. A partir des années 2000, il était impossible d'obtenir des verres correcteurs photochromiques de moins de 200 000 francs, avec la monture la moins chère. Le premier traitement par laser en 1995 avait coûté 180 000 francs CFA en France ; mais il est passé de 600 euros (394 000 F CFA) en 2003 à 1009 (662 000 F CFA) en 2006, non compris les coûts relatifs aux consultations et aux divers examens paracliniques. Les coûts des examens de contrôle (biologie, radiologie standard et spéciale, endoscopie…) sont élevés. La coloscopie de contrôle de 2016 a coûté 750 000 F CFA en clinique privée à Dakar.

Dans mon cas de patient pluri pathologique, il faut ajouter les coûts des médicaments contre les comorbidités. Tous ces coûts seraient hors de ma portée si je ne bénéficiais pas d'une assurance maladie ou si je n'avais pas été pris en charge à un moment donné par l'État. Même avec une couverture médicale, la part des coûts à la charge du patient est assez lourde, surtout que certains médicaments ne sont pas remboursés. Les traitements onéreux concernent toutes les autres maladies chroniques et mes dépenses de santé ébauchées ci-dessus sont des broutilles par rapport aux coûts des traitements d'un cancer ou d'une insuffisance rénale chronique.

Concernant les coûts indirects et sociaux, les déplacements du patient, de sa famille et de son entourage est un volet important des dépenses de santé. Ils sont effectués pour, entre autres, les consultations initiales et de contrôle, les examens paracliniques (on doit revenir pour chercher les résultats), l'achat des médicaments dans les pharmacies, les visites aux malades hospitalisés et à domicile après leur sortie de l'hôpital. Ainsi, pour l'année 2017, le coût du transport pour mes soins à Dakar a été estimé à 115 000 francs CFA en taxis, non compris les déplacements en voiture particulière. La rééducation pour la myélopathie avait coûté cent mille francs pour les prestations et quarante-deux mille francs pour le transport, encore que l'hôpital fût proche de mon domicile.

Les communications téléphoniques sont indispensables pour la prise de rendez-vous, la recherche d'informations ; il faut s'assurer que les médicaments qu'on recherche se trouvent bien en pharmacie pour éviter des déplacements inutiles.

Le temps consommé pour les soins a un coût incommensurable. Il en est ainsi du temps consommé dans les établissements de soins et apparentés, dans les moyens de transport par les patients et leurs familles, dans les visites à un patient hospitalisé, sans omettre le temps de travail perdu par l'employeur. Le coût relatif au temps consacré aux soins est très bien évalué par une mère du secteur informel qui prend de son temps pour faire soigner son enfant malade aux dépens de ses activités génératrices de revenus. On comprend mieux l'expression des anglo-saxons : « Time is money » (le temps, c'est de l'argent). Mais quelles que soient les dépenses de santé, elles constituent des investissements productifs parce que la santé, c'est la production. En effet, éviter l'invalidité ou le décès d'une personne lui permet d'être productive et de soutenir d'autres personnes.

De façon générale, les maladies chroniques, en progression constante, constituent un défi majeur pour tous les systèmes de santé, car leur prise en charge implique une intervention des États ; elles ont donc une portée politique et influencent les politiques de santé. Au Burkina Faso, l'État prend en charge les traitements de certaines maladies chroniques (sida, tuberculose, lèpre…). Il prend aussi en charge des maladies aigües en période d'épidémie (méningite, choléra…) et d'autres maladies en évacuant les patients à l'étranger (patientes du cancer du sein ou du col de l'utérus, maladies oculaires…). Chaque citoyen malade qui bénéficie des soins de l'État est une charge pour toute la société puisqu'il s'agit de l'argent du contribuable.

Le vécu pénible des maladies chroniques par les patients et leurs familles, les lourdes conséquences socio-économiques de toutes les maladies chroniques ou non, tant pour le patient et sa famille que pour l'État, doivent inciter chaque individu et les gouvernements à adopter la démarche prioritaire et salutaire de la promotion de la santé et de la prévention des maladies.

LA PROMOTION DE LA SANTÉ

Selon l'OMS (2016), « La promotion de la santé permet aux gens d'améliorer la maîtrise de leur propre santé. Elle couvre une vaste gamme d'interventions sociales et environnementales conçues pour favoriser et protéger la santé et la qualité de vie au niveau individuel en luttant contre les principales causes de la mauvaise santé, notamment par la prévention, et en ne s'intéressant pas seulement au traitement et à la guérison ». Cette définition rappelle, une fois encore, le caractère multisectoriel et pluridisciplinaire du développement sanitaire. Gérer son capital santé (maintenir et améliorer sa santé) de façon responsable permet d'éviter le plus possible la survenue des maladies afin de vieillir en bonne santé. La santé est un capital parce qu'elle est unanimement reconnue comme étant le bien le plus précieux et chacun doit y investir.

La promotion de la santé est difficile à mettre en œuvre parce qu'elle relève de la volonté politique. Elle exige un engagement fort des gouvernements dans la bonne gouvernance. L'État doit adopter des politiques et des législations qui protègent les populations contre les maladies et les traumatismes. Celles-ci doivent viser à protéger les populations contre les produits nocifs pour la santé (tabac, alcool, denrées alimentaires non conformes aux normes de bonne nutrition …). Mais il ne suffit pas d'adopter de bonnes lois, il faut les faire appliquer effectivement. Si l'application des lois est ce qui manque le plus dans nos pays, cela est dû non seulement à la faiblesse des gouvernements mais également à l'incivisme généralisé. Par exemple, l'État doit imposer le port des ceintures de sécurité dans les véhicules et des casques pour les conducteurs des engins à deux roues, sévir contre l'incivisme dans la circulation, la gestion des déchets, etc. Le port des casques et des ceintures de sécurité peut réduire de façon significative autant les décès que les traumatismes chez les accidentés de la route (traumatismes crâniens et/ou rachidiens qui provoquent des paralysies).

La législation doit également favoriser un urbanisme sain par un assainissement de base, une réduction de la pollution de l'air dans les grandes villes, due à la mauvaise qualité des carburants et à la circulation des véhicules en fin de vie ; la législation doit également contribuer à la réduction de la pollution de l'eau, surtout à un moment où prolifèrent les mines et les sites d'orpaillage et enfin, à une lutte efficace contre le réchauffement climatique.

Les gouvernements doivent donner aux citoyens des informations et des connaissances pour choisir les attitudes et les comportements qui préservent et promeuvent leur santé (communication pour le changement de comportement). Dans ce sens, il doit obliger les industriels à informer les citoyens sur la nocivité de certains produits comme le tabac. L'industrie du tabac doit apposer des messages sanitaires « illustrés et renouvelables » sur les conditionnements de ses produits, mettant en garde les consommateurs contre leur nocivité (cas des paquets de cigarettes). L'interdiction de fumer dans les lieux publics n'est toujours pas respectée, soumettant ainsi des personnes au tabagisme passif. Les citoyens doivent cesser de dire qu'il faut bien mourir de quelque chose, car tout comportement néfaste à la santé retentit sur les autres. Notre pays a une bonne et riche législation et règlementation en matière de promotion de la santé, mais l'impunité est un ulcère qui s'étend en surface et en profondeur et qui risque de se cancériser si rien n'est fait.

LA PRÉVENTION DES MALADIES

La prévention est définie par l'OMS (1948) comme étant « L'ensemble des mesures visant à éviter ou réduire le nombre et la gravité des maladies, des accidents et des handicaps ». Il existe plusieurs niveaux de prévention. La prévention primordiale consiste à lutter contre les facteurs de risque que sont le tabac, l'alcool, les substances psychotropes et d'autres substances nocives pour la santé. Elle se mène par l'interdiction de la publicité sur ces substances ou des campagnes de sensibilisation sur leurs méfaits. La prévention primaire, comme la primordiale, se fait en amont ; elle est à la base de la lutte contre la survenue de nombreuses maladies à défaut d'agir sur le caractère héréditaire de certaines d'entre elles. Elle évite la survenue des maladies pour lesquelles il existe des vaccins ou qui peuvent être évitées par des mesures d'assainissement. Ainsi, le programme élargi de vaccination permet d'éviter, outre les maladies infectieuses classiques, le cancer du foie secondaire à une hépatite virale et celui du col de l'utérus dû au papillomavirus humain oncogène. On peut aussi prévenir des maladies d'origine tabagique (cancer broncho-pulmonaire ou du larynx), alcoolique (cirrhose du foie pouvant aboutir à un cancer), psychotrope (drogues responsables des maladies du système nerveux). La mauvaise alimentation est un grand facteur de risque de maladies. Selon l'OMS, la mauvaise alimentation (malbouffe) est la cause majeure des maladies chroniques ;

ainsi, l'obésité en est le lit. La prévention consiste à adopter des habitudes de vie saine. Il faut retenir que les patients chroniques et les personnes âgées avec des comorbidités et dont les défenses naturelles sont affaiblies, sont plus exposés aux infections. Ils doivent mieux respecter les mesures de prévention et cela a été prouvé par la pandémie du nouveau coronavirus (Covid-19).

La prévention secondaire consiste à faire le diagnostic précoce de la maladie pour une meilleure prise en charge ou pour éviter sa propagation quand elle est contagieuse, ce qui implique la responsabilité de chaque individu (détection de lésions précancéreuses pour éviter le cancer du col de l'utérus, diagnostic précoce du cancer du sein par autopalpation des seins…). Le contrôle systématique et périodique de certaines constantes cliniques et biologiques (tension artérielle, pression intraoculaire, taux de sucre, de créatinine, de PSA dans le sang…) contribue également à la prévention secondaire des maladies ou peut même empêcher ou retarder leur survenue. A propos de la prévention secondaire, dès l'antiquité, le poète latin Ovide (né en 43 av. Jésus-Christ) disait : « Arrêtez le mal dès son origine, le remède vient trop tard quand le mal s'est accru par de longs délais »

Enfin, les patients victimes d'incapacités (invalidité) secondaires à une maladie (hémiplégie par accident vasculaire cérébral), un traumatisme ou un traitement, doivent se soumettre, avec persévérance, à la prévention tertiaire qui est le stade de la réadaptation (rééducation fonctionnelle).

Il faut aussi insister sur la prévention des accidents domestiques (chutes dans la chambre, dans la salle de bain, dans les escaliers, brûlures par le feu ou l'eau bouillante, ingestion de produits toxiques chez les enfants en particulier…). Il est conseillé, surtout aux personnes âgées, de s'asseoir pour porter un pantalon, une culotte ou une jupe pour éviter une chute. Les chutes chez les personnes âgées entraînent souvent une fracturé du col du fémur avec le risque de passer le reste de la vie dans un fauteuil roulant.

Enfin, les traumatismes ludiques (survenant au cours des jeux), dont je suis une victime, sont aussi très handicapants. Je me souviens de trois adolescents victimes de traumatismes causés par des fusils à air comprimé, avec des conséquences dramatiques. Le premier a eu une paralysie des deux membres inférieurs (ce qui traduit une section de la moelle épinière), le deuxième a eu une paralysie d'un membre inférieur parce qu'une balle de ce type de fusil s'était logée dans un lobe temporal du cerveau en pénétrant par une narine ; le dernier a perdu un œil et a subi une énucléation (extraction du globe oculaire). Aujourd'hui, on note des décès de jeunes gens par accident lors de courses en motos de grosse cylindrée, sans port de casque. Le choix des loisirs engage donc la responsabilité parentale. Il faut lutter également contre la perte de l'audition qui n'est plus l'apanage des personnes âgées mais qui survient dès l'âge de 30-35 ans à cause des nuisances sonores dans les rues, les lieux de travail, les maquis et par le fait des écouteurs. Pour cette dernière cause, on dit qu'il vaut mieux écouter peu mais pendant longtemps. Nous devons considérer notre communauté de vie comme une société dont chaque individu est un actionnaire ; il doit apporter sa part du capital social sous forme d'actions de promotion de la santé et de prévention des maladies.

CONCLUSION

Les maladies chroniques et dégénératives caractérisent le profil épidémiologique des pays développés où, par contre, l'on observe une raréfaction des maladies transmissibles, même s'ils sont de temps en temps confrontés à des épidémies comme la pandémie due au coronavirus (Covid-19) depuis 2019-2020. Par contre, dans nos pays en développement, outre la persistance des maladies transmissibles, on constate une importante progression des maladies chroniques, ce qui constitue un double fardeau pour nos systèmes de santé encore fragiles et explique l'intérêt du sujet de cet ouvrage.

La première partie de l'ouvrage a fourni des informations générales sur les principales maladies chroniques vécues par le patient qui rend témoignage (glaucome chronique, constipation chronique et ses complications, neuropathies périphériques, cancers …). Mais le plus important est l'exposé des facteurs de risques qui interviennent dans la survenue de ces maladies chroniques tels que les facteurs héréditaires, un mode de vie non conforme aux bonnes pratiques alimentaires et nutritionnelles, la sédentarité, l'obésité ou le simple surpoids, l'effet de certains traitements, le tabagisme, l'alcoolisme, etc. La prise en compte des facteurs de risques permet à chaque individu d'adopter des démarches rationnelles de promotion de sa santé et de prévention primaire ou secondaire de certaines maladies.

La deuxième partie a retracé la trajectoire de santé du patient en quête de soins pour les différentes affections, avec plus ou moins de difficultés. Elle a exposé son vécu quotidien des maladies chroniques concernées et a mis en exergue les principaux défis relevés. Ainsi, les annonces des diagnostics, qui ne sont pas toujours faites avec le tact adéquat, provoquent le désarroi voire la révolte ou au contraire, la prostration devant la triste réalité du diagnostic (verdict) d'une maladie chronique. Le défi est alors non seulement d'accepter le diagnostic mais encore d'accepter de « vivre avec sa maladie ». Des traitements au long cours limitent parfois les capacités des patients par leurs effets indésirables ; le patient peut être angoissé ou même découragé devant la résistance passagère de certaines maladies à de lourds traitements. Le suivi régulier du patient sous traitement par des contrôles cliniques et des examens paracliniques est indispensable malgré leurs contraintes tant sur le vécu quotidien du patient que sur le plan socio-économique. Le patient est obligé de renoncer à une partie de sa liberté et les contraintes imposées par la maladie et les exigences du traitement entraînent une altération de la qualité de vie. Un autre défi devant lequel le patient est impuissant est l'indisponibilité des services de santé capables d'une prise en charge efficace de certaines maladies dans notre contexte de développement. Enfin, de même qu'un patient peut bénéficier d'attitudes empathiques de la part des personnels soignants et même rencontrer de bons samaritains, de la même manière, il peut être confronté à des conduites à l'opposé de la déontologie médicale ; on peut alors parler de « heurs et malheurs » et dans le premier cas, il s'agit d'une véritable chance.

La troisième partie fait la synthèse des leçons que devrait tirer tout patient de sa vie de malade chronique à différents jalons de sa trajectoire de santé et à différents stades de l'évolution de sa maladie. L'entrée dans la maladie est une étape critique où tout semble s'écrouler autour du patient. Mais l'essentiel est que malgré tous les stades par lesquels il peut passer (incrédulité, révolte, déni, prostration), le patient se convainque de la véracité du diagnostic et surtout qu'il accepte de « vivre avec sa maladie ».

La responsabilité du patient chronique est pleinement engagée dans son traitement. Une observance stricte de son traitement, malgré tous les effets indésirables et les contraintes, est la clé de sa survie, car d'elle dépend tout le bénéfice qu'il peut en tirer. Lorsque l'observance indispensable est acquise, elle peut être renforcée par l'éducation thérapeutique qui, de par ses informations pertinentes, permet une immersion profonde du patient et de sa famille dans la maladie et le traitement. Elle fait du patient un acteur clé de son traitement qui est alors personnalisé, car il n'est plus un simple cas de maladie. Ce genre de patient devient un spécialiste de sa maladie ; il peut aider, dans une association de malades en particulier, ses compagnons tant sur le plan thérapeutique que sur le plan de la résilience. La maladie chronique forge le caractère du patient qui affiche une sérénité devant une situation qui paraîtrait catastrophique pour d'autres personnes, car il en voit des vertes et des pas mûres. Elle le rend plus tolérant, plus patient et plus serviable envers les autres.

Les maladies chroniques ont un impact socio-économique très négatif sur le patient en matière de souffrances physique et morale, d'altération de la qualité de vie, de perte de pouvoirs d'achat, etc. En outre, leur répercussion sur son entourage, sa communauté, les systèmes de santé et les organismes d'assurance-maladie en fait un problème de santé publique, toute chose qui doit inciter chaque partie au développement sanitaire à privilégier prioritairement la promotion de la santé, la prévention des maladies et des handicaps.

Mais le sombre tableau de la vie d'un patient chronique s'éclaircit, car il y a beaucoup d'espoir de nos jours. Il peut compter sur le développement qualitatif et quantitatif de notre système de santé résolument orienté vers la prévention et la qualité des soins, l'assurance-maladie universelle et sur les progrès enregistrés constamment dans les domaines de la recherche médico-pharmaceutique et technologique.

L'enseignement le plus important du vécu d'une maladie chronique est que le patient doit « accepter de vivre avec sa maladie », car la vie qui « comporte nécessairement des épreuves, des tempêtes et des crues » (Jean Charles Tissot), est un perpétuel combat qui mérite d'être mené. Le patient chronique est un « roseau qui plie mais ne rompt pas » ; si sa maladie ne guérit pas, elle ne tue pas non plus si elle est bien traitée. Il doit mener une vie active en fonction de son état qui peut s'améliorer, avec l'espoir des progrès de la science. Pour relever ce défi, il lui suffit non seulement « de vivre avec sa maladie », mais encore de faire du « vivre le plus normalement possible avec sa maladie » le combat de sa vie. Chaque patient devrait s'arrêter de temps en temps, réexaminer son parcours, recentrer ses efforts et continuer de pédaler afin de mieux poursuivre le chemin de la vie.

Articles consultés sur internet

1. Institut du Glaucome- Fondation Hôpital Saint Joseph-Paris : LE GLAUCOME, Guide destiné aux patients.
2. Qu'est-ce que le glaucome ? https://www.leglaucome.fr/
3. Cataracte : symptômes, facteurs de risque et traitement : www.doctissimo.fr/html/dossiers/cataracte.htm
4. Cataracte : Symptômes, Solutions, Traitements, Astuces : ww.passeportsante.net/fr/Maux/Problèmes/Fiche.
5. La constipation chronique (ou permanente)-cause et traitement : la constipation.fr/148/la-constipation-chronique
6. Hémorroïdes - Causes, symptômes et traitements : ww.ameli.fr/assure/sante/themes/hemorroides/definition-facteurs-favorisants...
7. Occlusion intestinale - Symptômes, Causes, Traitements : www.passeportsante.net/fr/Maux/Problemes/Fiche.aspx?doc=occlusion_intestinale...
8. Hernie inguinale - Causes, symptômes, traitement, diagnostic : hernieinguinale.com
9. Docteur Pierrick Hordé : Douleurs neuropathiques – Définition : sante-medecine.journaldesfemmes.fr/faq/35657, 4 février 2019
10. Dr Jacqueline Rossant-Lumbroso, médecin généraliste, Dr Lyonel Rossant, pédiatre : Les neuropathies périphériques -symptômes et traitement. Révision médicale : Dr Jesus Cardenas, Directeur médical de Doctissimo, 13

mars 2017,
www.doctissimo.fr/.../sa_1074_neuropathies_peri
.htm
11. Cancer du côlon : symptômes et traitement du cancer colorectal : ww.passeportsante.net/fr/Maux/Problemes/Fiche.
12. Cancer du côlon : symptômes, cause et traitement du cancer : sante.journaldesfemmes.fr/fiches-maladies
13. Cancer de la prostate - Symptômes, diagnostic et traitement www.doctissimo.fr/html/sante/encyclopedie/sa_5
13_cancer_prostate.htm
14. Arthrose - Qu'est-ce que l'arthose ? Comment la traiter ... www.doctissimo.fr/html/dossiers/arthrose.htm
15. Haute Autorité de Santé - Education thérapeutique du patient ... : www.has-sante.fr/jcms/r_1496895/fr/education-2018)

TABLE DES MATIÈRES

Deuxième partie

Mon vécu des maladies chroniques

Structures éditoriales du groupe L'Harmattan

L'Harmattan Italie
Via degli Artisti, 15
10124 Torino
harmattan.italia@gmail.com

L'Harmattan Hongrie
Kossuth l. u. 14-16.
1053 Budapest
harmattan@harmattan.hu

L'Harmattan Sénégal
10 VDN en face Mermoz
BP 45034 Dakar-Fann
senharmattan@gmail.com

L'Harmattan Cameroun
TSINGA/FECAFOOT
BP 11486 Yaoundé
inkoukam@gmail.com

L'Harmattan Burkina Faso
Achille Somé – tengnule@hotmail.fr

L'Harmattan Guinée
Almamya, rue KA 028 OKB Agency
BP 3470 Conakry
harmattanguinee@yahoo.fr

L'Harmattan RDC
185, avenue Nyangwe
Commune de Lingwala – Kinshasa
matangilamusadila@yahoo.fr

L'Harmattan Congo
67, boulevard Denis-Sassou-N'Guesso
BP 2874 Brazzaville
harmattan.congo@yahoo.fr

L'Harmattan Mali
ACI 2000 - Immeuble Mgr Jean Marie Cisse
Bureau 10
BP 145 Bamako-Mali
mali@harmattan.fr

L'Harmattan Togo
Djidjole – Lomé
Maison Amela
face EPP BATOME
ddamela@aol.com

L'Harmattan Côte d'Ivoire
Résidence Karl – Cité des Arts
Abidjan-Cocody
03 BP 1588 Abidjan
espace_harmattan.ci@hotmail.fr

Nos librairies en France

Librairie internationale
16, rue des Écoles
75005 Paris
librairie.internationale@harmattan.fr
01 40 46 79 11
www.librairieharmattan.com

Librairie des savoirs
21, rue des Écoles
75005 Paris
librairie.sh@harmattan.fr
01 46 34 13 71
www.librairieharmattansh.com

Librairie Le Lucernaire
53, rue Notre-Dame-des-Champs
75006 Paris
librairie@lucernaire.fr
01 42 22 67 13

www.ingramcontent.com/pod-product-compliance
Lightning Source LLC
LaVergne TN
LVHW021223061026
849535LV00008B/2896